产后疾病

食疗与药膳调养

主编◎石 芳 鑫

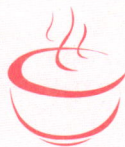

中国医药科技出版社

内 容 提 要

　　本书收载了大量有助于妇女产后疾病调养的中药方剂、药茶、药粥、药汤及保健菜肴，通过图文结合的形式说明了其材料、制法、服法及功效，对适合采用药浴调养的疾病也介绍了相关药浴疗法。每章均配以每种产后疾病的病因、症状、诊断及预防知识，有助于产妇更好地预防及调养产后病。本书适合产后女性及家人参考阅读。

图书在版编目（CIP）数据

　　产后疾病食疗与药膳调养 / 石芳鑫主编. —北京:中国医药科技出版社，2014.8

　　ISBN 978-7-5067-6814-6

　　Ⅰ.①产… 　Ⅱ.①石… 　Ⅲ.①产褥病 – 食物疗法 　Ⅳ.①R247.1

中国版本图书馆CIP数据核字（2014）第103380号

美术编辑 　陈君杞
版式设计 　郭小平

出版　　中国医药科技出版社
地址　　北京市海淀区文慧园北路甲 22 号
邮编　　100082
电话　　发行：010–62227427 　邮购：010–62236938
网址　　www.cmstp.com
规格　　850×1168mm 　$^{1}/_{32}$
印张　　$8\,^{5}/_{8}$
字数　　154 千字
版次　　2014 年 8 月第 1 版
印次　　2017 年 5 月第 4 次印刷
印刷　　北京九天众诚印刷有限公司
经销　　全国各地新华书店
书号　　ISBN 978-7-5067-6814-6
定价　　**25.00 元**
本社图书如存在印装质量问题请与本社联系调换

编 委 会

前言
Preface

怀孕生育是女性一生中的特殊生理阶段，在这特殊时期中，由于经历了许多特殊的生理变化，身体常常处于"虚"、"瘀"、"浮"的状态。分娩时的产伤、出血及体力消耗，会耗气伤血，导致气血两虚。由于阴血虚损、阳气易浮，产妇在产后会出现畏风、恶寒、微热等现象，抗病能力明显减弱。因此，加强产后调养显得尤为重要。如果不注重调养，很可能患上严重的病症，甚至影响今后的身体健康。

产后疾病的调养也要讲究科学的方法。长期以来，中医学在产后调养方面积累了丰富的经验。为了帮助产妇尽快恢复健康，预防和治疗产褥期的各种疾病，我们组织编写了本书。本书介绍了有助于产后疾病调养的中药方剂、药茶、药粥、药汤、保健菜肴及药浴疗法，对其中的原料和方法都有详细的介绍与说明。由于病有轻重缓急之分，证有表里虚实之别，如遇产后重症，应及时去医院救治。

由于编者水平及掌握的资料有限，尽管尽心尽力，但错误及不当之处在所难免，敬请广大读者批评指正，以便及时修订与完善。

编者
2014 年 3 月

目 录
Contents

胎盘滞留

胎儿娩出后 30 分钟，全部或者部分的胎盘、或者胎膜留在子宫内，称为胎盘滞留，是产后出血的一个重要原因。本病相当于中医学"胞衣不下"的范畴。

中药方剂

姜归温化膏

材料　炮姜 100 克，当归 150 克，杜仲 100 克，核桃仁 100 克，肉桂 100 克，益母草 150 克，延胡索 100 克，阿胶 200 克。

制法　将前 7 味药洗净，每次煎煮 45 分钟，共煎煮 3 次，滤渣取汁。然后在药汁中加入阿胶，文火收膏。

服法　每日 1 次，每次 2 匙。

功效　温通经脉、活血止痛。用于寒凝血滞、胎盘滞留者。

加参生化汤

材料　川芎 8 克，当归 9 克，炙甘草 6 克，炮姜 5 克，桃仁 10 克，红参 8 克。

制法　上药共加水 1000 毫升左右，将药浸泡 20 分钟后用武火煮沸，再以文火煎煮 40 分钟左右，取汁。药渣再加水 500 毫升，煎法同上。将两次药汁合并。

服法 每日 1 剂。早晚各 1 次，温热口服。

功效 补气益血行瘀。适用于气虚型胎盘滞留。

川芎　　　当归　　　炙甘草

夺命丸合失笑散

材料 丹皮 10 克，桃仁 10 克，茯苓 10 克，赤芍 10 克，桂心 5 克，蒲黄 10 克，五灵脂 10 克。

制法 上药共加水 1000 毫升左右，将药浸泡 20 分钟后用武火煮沸，再以文火煎煮 40 分钟左右，取汁。药渣再加水 500 毫升，煎法同上。将两次药汁合并。

服法 每日 1 剂。早晚各 1 次，温热口服。

功效 活血化瘀。适用于血瘀型胎盘滞留。

药　茶

燕麦茶

材料 燕麦全草 90 ～ 120 克，甜醋 100 克。

制法 将燕麦加水煎汤去渣，入醋再煎沸即成。

服法 温热代茶饮。

功效 活血化瘀，温经散寒。适用于胎盘滞留。

🍵 当归茶

材料 当归 15 克，大枣 5 枚，红糖适量。

制法 将当归、大枣洗净，煎煮 30 分钟，去渣取汁，加入红糖调味。

服法 代茶常饮。

功效 可补益气血，温通经脉。用于胎盘滞留、气血亏虚者。

🍵 蟹爪茶

材料 蟹爪 100 克，黄酒、米醋各适量。

制法 以上 3 味加适量水，一同煎煮，去渣取汁即成。

服法 随餐按顿服用。

功效 补气益血，行瘀，催产。适用于胎盘滞留。

🍵 慈菇茶

材料 鲜慈菇或茎叶适量。

制法 将鲜慈菇或茎叶洗净，切碎捣烂绞汁一小杯，用温黄酒半杯和匀。

服法 代茶饮。

功效 活血行瘀。适用于胎盘滞留。

使用注意 有小毒，正虚体弱者慎用。

慈菇

红花茶

材料　红花 10 克，丹参 10 克，红糖适量。

制法　将红花、丹参洗净，煎煮 30 分钟，去渣取汁，加入适量红糖。

服法　代茶常饮。

功效　可活血去瘀。用于胎盘滞留、败血瘀滞者。

干姜桂圆茶

材料　干姜 6 克，干桂圆 5 枚，红糖适量。

制法　将干姜洗净切片，桂圆去皮，煎煮 30 分钟，加入红糖调味。

服法　代茶常饮。

功效　温通经脉。适用于寒凝血瘀胎盘滞留，小腹冷痛较甚者。

药　粥

海马粟米粥

材料　海马粉 3 克，粟米 50 克，红糖 5 克。

制法　将粟米淘洗干净，放入砂锅中，加水煮成粥，加入红糖调味，以粟米粥送服海马粉。

服法　早晚餐食用。

功效　补肾调气活血。适用于产后体虚之胎盘滞留。

🍲 山药粥

材料　山药 30 克，当归 10 克，粳米 100 克，白糖适量。

制法　将山药洗净切片，与淘洗干净的粳米一同放入锅中，加适量水，用中火煎煮约 45 分钟。至粥熟，加入适量白糖调匀。

服法　早晚餐食用。

功效　补中益气，化瘀止血。用于胎盘滞留气血虚弱型。

🍲 炮姜核桃粥

材料　炮姜 10 克，核桃仁 15 克，粳米 100 克，白糖适量。

制法　将炮姜、核桃仁洗净切片，与淘洗干净的粳米一同放入锅中，加适量水，用中火煎煮约 45 分钟。至粥熟，加入适量白糖调匀。

服法　早晚餐食用。

功效　活血祛寒，温通经脉。适用于寒凝血瘀胎盘滞留、小腹冷痛较甚者。

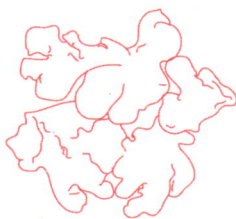

炮姜

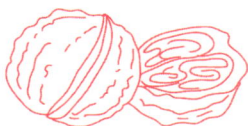

核桃仁

🍲 冬瓜藕片粥

材料 刀豆20克,羊肉50克,粳米100克,精盐适量。

制法 将羊肉洗净切片,刀豆洗净,与淘洗干净的粳米一同放入锅中,加适量水。用武火煮沸后再用中火煎煮约30分钟,至粥熟,加入少量精盐即可食用。

服法 早晚餐食用。

功效 活血祛寒。用于寒凝血瘀胎盘滞留,小腹冷痛较甚者。

<h1 style="text-align:center">药　汤</h1>

🍲 行血逐瘀猪肉汤

材料 全当归、益母草、苏木各10克,蒲黄、五灵脂、牡丹皮、怀牛膝、川芎各5克,桃仁3克,肉桂1克,炙甘草2克,猪瘦肉250克,精盐适量。

制法 以上11味装入布袋,与洗净切块的猪瘦肉一同放入砂锅中,加水炖汤,加精盐调味。

服法 佐餐食用。

功效 行血逐瘀。适用于胎盘滞留。

🍲 补阳还五汤

材料 炙黄芪30克,当归尾10克,川芎6克,桃仁10克,红花10克。

制法 上药共加水1000毫升左右,将药浸泡20分钟后煮沸,再以文火煎40分钟左右,取汁。药渣再加水500毫升,煎法同上。

服法 将两次药液合并，早晚分 2 次空腹服下。每天 1 剂，连服 5 ～ 10 剂。

功效 补气，活血逐瘀。适用于胞衣迟迟不下、精神不振、气短乏力、小腹胀急疼痛者。

祛瘀散结汤

材料 熟地黄 20 克，当归 15 克，怀牛膝、炒黑豆、赤芍、炙甘草各 10 克，生蒲黄 6 克，肉桂、炮姜各 3 克。

制法 上药共加水 1000 毫升左右，将药浸泡 20 分钟后煮沸，再以文火煎 40 分钟左右，取汁。药渣再加水 500 毫升，煎法同上。将两次药液合并。

服法 早晚分 2 次空腹服下。每天 1 剂，连服 5 ～ 10 剂。

功效 补血，温通经脉。适用于寒凝血瘀、胞衣不下，小腹冷痛较甚，胎盘滞留不下者。

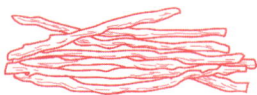

怀牛膝

熟地黄

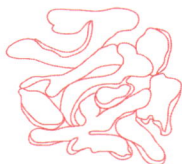

当归

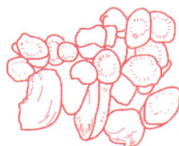

赤芍

保健菜肴

🍲 人参鹌鹑蛋

材料　人参 6 克，鹌鹑蛋 2 个，米醋 100 克。

制法　人参加水煎取药汁，然后将汤汁与醋一起煮沸，冲入打开搅匀的鹌鹑蛋中，使呈蛋花状。

服法　佐餐食用。

功效　补气益血，行瘀。适用于胎盘滞留。

🍲 米醋鹌鹑蛋

材料　米醋 10 克，鹌鹑蛋 1 个。

制法　将蛋打破搅匀，米醋煮沸冲沏成蛋花。

服法　佐餐食用。

功效　活血行瘀。适用于胎盘滞留。

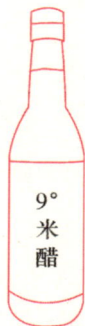

9°
米
醋

米醋

鹌鹑蛋

药浴疗法

法一

组方 川芎 60 克，当归 60 克。

用法 水煎熏洗外阴。

法二

组方 葱白适量。

用法 取葱白浓煎汤熏洗外阴。

法三

组方 石灰 1 块。

用法 置石灰于净盆中，以沸汤泼之，扶产妇蹲其中熏之。

法四

组方 小白菜 500 克（取间苗拔下之嫩小者，以阴干的为佳）。

用法 加清水 3000 毫升，煎数沸，先服用 500 毫升，余之煎液倒入盆中，令产妇坐其上熏蒸。

法五

组方 黑豆 60 克，熟地黄、赤芍、当归、甘草、炮姜、肉桂、附子各 30 克。

用法 水煎熏洗外阴。

患 者 须 知

一、病因

胎盘滞留多数是气血虚弱而致。如处理不及时常合并产后出血，并能导致感染，甚至危及产妇生命。胎盘滞留多因产妇素体气虚，或因孕期多病造成正气损伤，或产时用力过早而耗气，产程延长，气虚无力无法排出胎盘；或因败血阻于子宫中，血凝气滞，使胞衣不能及时排出。此外，由于多次人工流产使宫壁受损，或子宫内膜炎、肌瘤，或子宫畸形，或在临产时不恰当地应用子宫收缩剂等，都能引起胞衣不下。

二、症状

本病可以分成几种类型，症状如下。

1. 气虚

产后胞衣不下，下腹不痛不胀，阴道血流量大，头晕心悸，气短神疲，面色白。舌淡苔薄，脉虚弱。

2. 血瘀

产后胞衣不下，下腹胀急，疼痛拒按，甚或胸胁胀闷，面色紫黯。舌黯红，脉弦涩。

三、诊断

（1）胎儿娩出后半个小时以上胎盘尚未娩出。

（2）阴道出血。

（3）排除凝血功能障碍及软产道裂伤。

主编提示

胎盘滞留应如何预防及调养?

1.产妇在分娩前充分休息，注意进食、饮水及排尿，分娩时精神放松，保存体力，便可避免子宫收缩乏力。这样不但为胎儿的顺利娩出创造良好的条件，也可预防胎盘滞留及产后出血。

2.做好计划生育宣传教育，不应多次流产刮宫或流产后短期内即妊娠，以减少因子宫内膜缺损而发生植入胎盘的可能性。正确处理产程，尤其第三产程，防止宫缩欠佳或过度刺激宫肌。

3.在家中分娩，胎盘迟迟不下时，应及时找接生人员酌情就地或转送医院处理。切忌乱揉子宫，强拉脐带，或在脱出的脐带上系以重物等，以免造成胎盘剥离不全、子宫翻出或产褥感染。

产后排尿异常

产褥期中排尿障碍，小便不通，或则小便频数失禁，或则小便淋痛，统称为产后排尿异常。又可分别称为产后小便难、产后小便数、产后尿失禁、产后淋病等。

产后排尿异常中，若以小便不通为主症者，西医学称为"产后尿潴留"，多发于初产妇，也可发生在正常分娩后，但以滞产及手术后为多见。若以小便频数，甚至小便失禁为主症者，则与西医学称为产后尿失禁，或与泌尿生殖道瘘相似。若以小便淋痛为主症者，则多属于泌尿系感染。

输卵管

膀胱

尿道

外生殖器

卵巢

子宫

子宫颈

直肠

阴道

中药方剂

春泽利尿膏

材料 生黄芪200克，党参、白芍、茯苓、猪茯苓、白术各120克，桑白皮、陈皮各80克，桂枝40克，柴胡、升麻各30克，蜂蜜适量。

制法 将前11味加水煎煮2次，每次2小时，去渣取汁，再入锅中，加热浓缩为清膏，加入蜂蜜收膏。装入干净的广口瓶中备用。

服法 口服，每次10克，每日2次。

功效 化气利水。适用于产后小便排出无力，精神疲倦，食欲不振，气短而语声低细者。

黄芪当归散

材料 人参、白术、黄芪、当归、白芍各9克，甘草2.4克，生姜3片，大枣5枚，猪小肚1个。

制法 上药共加水1000毫升左右，将药浸泡20分钟后用武火煮沸，再以文火煎煮40分钟左右，取汁。药渣再加水500毫升，煎法同上。将两次药汁合并。

服法 每日1剂。早晚各1次，温热口服。

功效 补气益血固脬。适用于膀胱损伤型产后小便异常。

六磨利尿膏

材料 沉香、木香、乌药各50克，槟榔、枳实各100克，大黄60克,柴胡30克,当归50克,石韦、冬葵子各80克,滑石120克(包煎),蜂蜜适量。

制法 将前11味加水煎煮2次,每次2小时,去渣取汁。再入锅中,加热浓缩为清膏,加入蜂蜜收膏。装入干净的广口瓶中备用。

服法 口服,每次10克,每日2次。

功效 通利小便。适用于产后小便不通者。

🍲 肾气丸

材料 干地黄240克,山药120克,山茱萸120克,泽泻90克,茯苓90克,丹皮90克,桂枝30克,附子30克。

制法 以上8味加工成末,炼蜜为丸如梧子大。

服法 每日2次,每次服8～12丸。

功效 补肾温阳,化气行水。适用于气虚型产后小便异常。

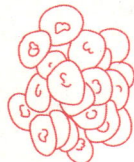

山药

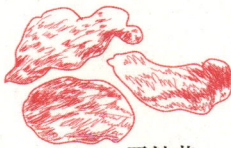

泽泻

干地黄

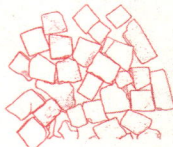

丹皮

茯苓

🍲 补中益气汤

材料 黄芪 15～20 克，炙甘草 5 克，人参 10 克，当归 10
克，陈皮 6 克，升麻 3 克，柴胡 3 克，白术 10 克。

制法 上药共加水 1000 毫升左右，将药浸泡 20 分钟后用
武火煮沸，再以文火煎煮 40 分钟左右，取汁。药渣
再加水 500 毫升，煎法同上。将两次药汁合并。

服法 每日 1 剂。早晚各 1 次，温热口服。

功效 益气利尿。适用于气虚型产后小便异常。

🍲 五淋散

材料 黑栀子 10 克，赤茯苓 15 克，当归 15 克，白芍 15 克，
甘草梢 10 克，车前子（包煎）10 克，生地黄 15 克，
泽泻 15 克，滑石（包煎）10 克，木香 6 克，黄芩 10 克。

制法 上药共加水 1000 毫升左右，将药浸泡 20 分钟后用
武火煮沸，再以文火煎煮 40 分钟左右，取汁。药渣
再加水 500 毫升，煎法同上。将两次药汁合并。

服法 每日 1 剂。早晚各 1 次，温热口服。

功效 清热，除湿，利尿。适用于湿热蕴结型产后小便异常。

药 茶

☕ 导赤茶

材料 生地黄 15 克，灯心草 4 扎，淡竹叶 15 克，生甘草 5 克。

制法 将上 4 味药加 500 毫升水，煎汁。

服法　代茶饮，每日 1 次，连服 3 ～ 5 日。

功效　清热利尿。适用于湿热型产后尿潴留。

蚕豆茶

材料　红茶叶 6 克，蚕豆干（连壳）50 克。

制法　水煎取汁。

服法　代茶饮，每日 1 剂。

功效　益气健脾，利尿消肿。适用于产后小便不通。

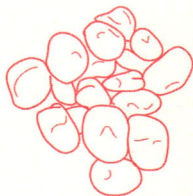

红茶叶　　　　　　　蚕豆干

车前子茶

材料　车前子（包煎）30 ～ 60 克。

制法　水煎取汁。

服法　代茶饮，每日 1 剂。

功效　清热利尿。适用于产后小便不通。

车前草茶

材料　车前草 50 克。

制法　加水 400 毫升煎煮，取汁。

服法　代茶频饮。

功效 清热利尿。适用于湿热型产后尿潴留。

玉米须冬瓜茶

材料 玉米须100克，冬瓜（去皮）250克。
制法 上料加水500毫升煎煮，沸后加白糖适量调匀。
服法 代茶饮。
功效 清热利尿。适用于湿热型产后尿潴留。

苏叶枳壳通草茶

材料 苏叶、枳壳、通草、陈皮各6克。
制法 水煎取汁。
服法 代茶饮，每日1剂。
功效 利尿。适用于产后小便不利。

苏叶

枳壳

通草

荠菜苁蓉茶

材料 荠菜250克，肉苁蓉20克。
制法 荠菜用清水洗净，肉苁蓉洗净。上药加水4碗，煎至2碗水取汁。

服法 代茶饮，每次饮 1 碗，每日 2 次，连用 3 ~ 7 日。

功效 健脾补肾，通利小便。适用于脾肾阳虚型产后小便不利。

黄芪麦冬通草茶

材料 黄芪 12 克，麦冬 10 克，通草 5 克。

制法 水煎取汁。

服法 代茶饮，每日 1 剂。

功效 补气行水。适用于产后小便不通。

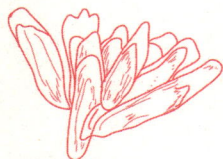 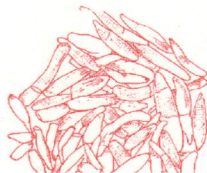 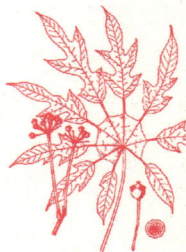

黄芪　　　　　　　麦冬　　　　　　　通草

茅草根茶

材料 白茅草根 150 克，甘蔗头 3 ~ 6 个。

制法 白茅草根洗净，切碎；甘蔗头洗去泥沙，用刀劈成小片。将白茅草根、甘蔗头放入大不锈钢锅，加水 2000 毫升，武火煮沸后，改用文火煮 20 分钟。放冷后，用双层纱布过滤，然后放入冰箱作凉茶。

服法 代茶饮，每日 3 ~ 5 次，连用 3 ~ 5 日，宜频饮。

功效 清热凉血，利尿通淋。适用于湿热型产后尿潴留。

黄芪甘草茶

材料 生黄芪 120 克，甘草梢 24 克。

制法 水煎取汁。

服法 代茶饮，每日 1 剂。

功效 益气利尿。适用于产后小便不通。

药 粥

桑螵蛸粥

材料 鹿茸 3 克，人参、黄芪各 10 克，厚朴 9 克，煅牡蛎 30 克（先煎），桑螵蛸、赤石脂各 12 克，粳米 100 克。

制法 上 7 味中药水煎，去渣取汁，加入洗净的粳米同煮成粥，入红糖少许调味。

服法 早晚餐温热食用。

功效 补肾固脬。适用于肾虚所致产后小便频数，不能自控。

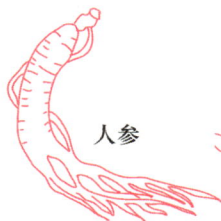
人参

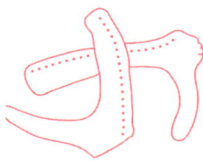
鹿茸

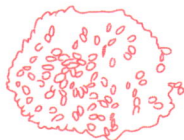
粳米

柴胡通草粥

材料 柴胡 10 克，通草 6 克，粳米 50 克。

制法 将柴胡、通草用干净纱布包好，放入锅，加入淘净的粳米，煎煮粥熟，去药包。

服法 每日分 2 次服完，每日 1 剂，连服 3 日。

功效 疏肝解郁，通利小便。适用于肝气郁结型产后尿潴留。

🍲 益气利水粥

材料 黄芪 15 克，升麻、通草、桂枝各 5 克，党参、车前草、益母草、当归各 12 克，乌药、泽泻、焦谷芽、白术各 10 克，粳米 100 克，红糖适量。

制法 将上 12 味中药水煎，取汁，复煎 1 次。两次药液合并，分成 2 份。早晚各取药汁 1 份，加入洗净的粳米煮粥。粥成后调入红糖。

服法 早晚空腹温热食用。

功效 补中益气，通利小便。适用于肺脾气虚所致产后尿潴留。

黄芪

车前草

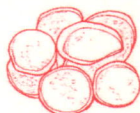

泽泻

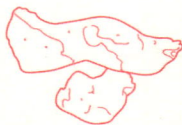

乌药

🍲 羊肾粥

材料　羊肾 1 对，粳米 100 克。

制法　将羊肾洗净，去白筋；粳米淘洗干净。将羊肾、粳米同入砂锅，加水 3 碗，煮粥。粥成后加入精盐调味即成。

服法　每日 1 次，连用 5 ~ 7 日。

功效　补肾壮阳。适用于肾阳虚型产后尿潴留。

🍲 枸杞粥

材料　枸杞叶 30 克，枸杞子 20 克，粳米 50 克。

制法　枸杞叶用水洗净后，略泡；枸杞子去杂质，泡发。粳米、枸杞叶加水 600 毫升，如常法煮粥。半熟时加入枸杞子，熟后略加白糖调匀。

服法　早晚各食用 1 次。

功效　补肾滋阴。适用于肾阴虚之产后尿潴留。

🍲 桂车粥

材料　肉桂末 1.5 克，车前子 15 克，黄芪 12 克，杜仲 15 克，牛膝、桑寄生各 12 克，冬葵子 10 克，粳米 100 克，红糖适量。

制法　将车前子、黄芪、杜仲、牛膝、桑寄生、冬葵子放入纱布袋中，扎紧口，放入锅中，加水适量煎煮，取汁去渣，加入洗净的粳米煮粥，粥成后调入肉桂末及红糖即成。

服法　早晚温热食用。

功效　补肾助阳,化气利水。适用于肾阳不足之产后尿潴留。

大麻仁粥

材料　大麻仁 10 克,粳米 50 克。

制法　麻仁捣烂水和滤汁,与粳米煮粥。

服法　早晚餐食用。

功效　润肠通淋,活血通便,适用于血虚之产后小便不利,大便不通。

通草栀子粥

材料　通草、山栀子、香附、郁金、枳壳、槟榔各 10 克,滑石、冬葵子各 15 克,甘草 6 克,粳米 100 克,红糖适量。

制法　将上 9 味中药加水煎煮,取汁去渣,加洗净的粳米煮粥,粥成后调入红糖即成。

服法　早晚空腹温热食用。

功效　理气行滞,通利小便。适用于肝郁气滞之产后尿潴留。

双花泥鳅粥

材料　玫瑰花 15 克,郁金花 15 克,粳米 100 克,泥鳅 2 只,食盐适量。

制法　将泥鳅洗净,去内脏及头,切成小段,与淘洗干净的粳米同入锅中,加水慢熬 90 分钟。再加入玫瑰花和郁金花,煮 20 分钟。加入少量食盐调味即可食用。

服法　每日1次，连服7日。

功效　用于肝郁气滞导致的产后小便不通者。

🍲 加味四君粥

材料　人参、白术、白茯苓、麦冬、炙甘草、车前子各3克，桂心1.5克，粳米100克，红糖少许。

制法　上7味放入砂锅内，水煎，取汁去渣，加入洗净的粳米煮成粥，入少量红糖调味即成。

服法　每日1次，空腹食用。

功效　补气，利水。适用于产后气虚之小便不利。

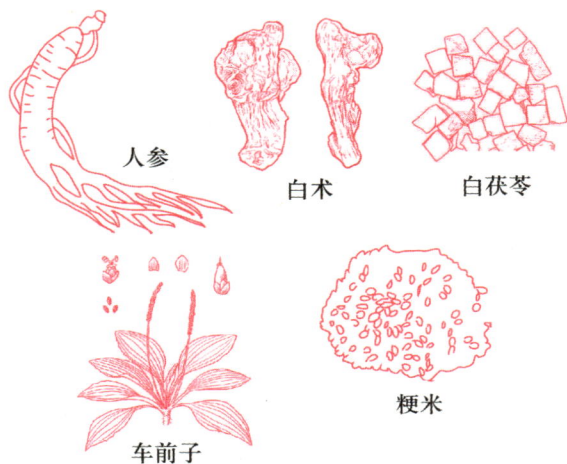

人参　白术　白茯苓　车前子　粳米

🍲 郁金花粥

材料　郁金花15克，车前草20克，粳米100克，白糖适量。

制法　将郁金花、车前草用冷水泡30分钟，入砂锅煮沸，改用文火煎成浓缩液，取汁。再加冷水如上法煎取二液，去渣。两次煎液合并，分成 2 份。

服法 每日早晚用煎液同粳米煮成稀粥，加入白糖煮沸服用。

功效 用于肝郁气滞导致的产后小便不通者。

药 汤

冬瓜瘦肉汤

材料 鲜荷叶 2 块，冬瓜 500 克，猪瘦肉 200 克。

制法 荷叶用清水洗净；冬瓜洗净后，连皮切成块；猪瘦肉洗净后，切成块。将所有材料一起放入汤煲，加 6 碗清水，煲 2 小时，加盐调味后即可食用。

服法 佐餐食用，每日 1 剂，连用 3 ~ 5 日。

功效 清暑祛湿，通利小便。适用于产后尿潴留。

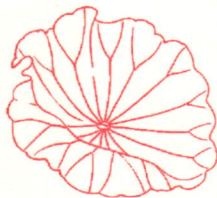

鲜荷叶　　　　　　　　冬瓜

补中利尿汤

材料 党参 15 克，炙黄芪 20 克，升麻 6 克，柴胡 6 克，通草 3 克，车前子 15 克，茯苓 15 克，乌药 9 克，肉桂 3 克，葱白 9 克。

制法 将上药共加水 1000 毫升左右，将药浸泡 20 分钟后煮沸，再以文火煎 40 分钟左右，取汁。药渣再加水 500 毫升，煎法同上。

服法 将两次药液合并，早晚分 2 次空腹服下。

功效 补中益气。用于肺脾气虚所致的小便不通。

疏肝理气汤

材料 柴胡 9 克，白芍 12 克，当归身 15 克，炒白术 10 克，茯苓 15 克，炙甘草 5 克。

制法 将上药加水 1000 毫升左右，将药浸泡 20 分钟后煮沸，再以文火煎 40 分钟左右，取汁。药渣再加水 500 毫升，煎法同上。

服法 将两次药液合并，早晚分 2 次空腹服下。

功效 疏肝理气，利尿导滞。用于产后精神紧张，畏惧排尿，小便不通者。

参苓白术猪肚汤

材料 党参 30 克，茯苓 15 克，白术 15 克，通草 15 克，猪肚 150 克，生姜 15 克，精盐适量。

制法 将猪肚洗净，切块；其余用料洗净，将全部用料放入锅内，加清水适量，文火煮 2 小时，加精盐调味。

服法 随意饮服。

功效 补脾益气通溺。适用于产后小便不通属气虚者。

芪归白及猪小肚汤

材料 黄芪 30 克，当归头 15 克，白及 15 克，猪小肚 1 个，大枣 15 克，精盐适量。

制法 将猪小肚用粗盐擦洗净，用沸水烫 5 分钟；其余用料洗净，大枣去核。将全部用料放入锅内，加清水适量，武火煮沸后，改文火再煮 2 小时，加精盐调味。

服法 佐餐食用，一天之内服完。

功效 补气固脬。适用于产伤所致产后小便自遗，淋漓不断。

黄芪猪肠汤

材料 黄芪 60 克，猪小肠 1 尺（长约 33 厘米），黑豆、赤小豆各 30 克。

制法 黑豆、赤小豆洗净，装入猪肠。用清水将猪肠、黄芪同炖至熟，去药渣。

服法 吃肠及豆，喝汤，1 次可见效。

功效 补肺益肾。适用于气虚之产后小便不利。

黄芪　　　　　　　　黑豆

黄芪鲤鱼汤

材料 生黄芪 60 克，大鲤鱼 1 条。

制法　将黄芪切片；鲤鱼宰杀，去鳃及内脏。然后将黄芪、鲤鱼放入锅中，加水煮熟。

服法　吃肉，喝汤，一日分数次服完。

功效　补气利尿。适用于气虚之产后尿潴留。

🍲 黄芪水鸭汤

材料　水鸭250克，黄芪12克，炙升麻、荆芥穗各9克，琥珀末（冲服）、甘草梢各3克，厚肉桂2克，生姜、葱各适量。

制法　将水鸭切块，放入锅中；再将诸药放入纱布袋中，口扎紧，放入水鸭锅中，加适量清水炖汤，至鸭肉熟烂，去药袋，入生姜、葱等调味。

服法　吃鸭肉，饮汤，并冲服琥珀末。

功效　益气升阳，化气利水。适用于气虚所致产后小便不利。

🍲 桂车汤

材料　肉桂末1.2克，车前子15克，生黄芪12克，冬葵子9克。

制法　将上药加水适量煎煮，去渣取汁。

服法　每次1剂，分2次口服。

功效　补气益肾，利水。用于产后肾虚所致小便不通。

🍲 归芎升柴汤

材料　当归24克，川芎15克，升麻、柴胡各10克，黄酒

60 毫升。

制法 将上药加水适量煎煮，连煎 2 次，去渣取汁，将 2 次药汁合并，兑入黄酒即可。

服法 每日 1 剂，分 2 次服。

功效 活血补血，不利尿而小便自通。用于产后尿潴留。

保健菜肴

清炖鲫鱼

材料 鲫鱼 1 条（重约 250 克），笋肉 25 克，水发香菇 5 个，黄酒、精盐、胡椒粉、葱、生姜各适量。

制法 笋肉、香菇分别洗净，切片；鲫鱼去鳃、肠杂及鳞，用黄酒、精盐、胡椒粉渍 20 分钟，取出置碗内，鱼身中间摆放香菇片，两头平列笋片，加黄酒少许、葱段、生姜片。放入蒸笼中蒸 1.5 ~ 2 小时，至鱼熟烂，拣去葱、生姜。

服法 佐餐温热食用。

功效 补气利水消肿。适用于气虚之产后小便不利。

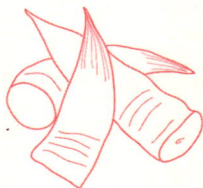
笋肉

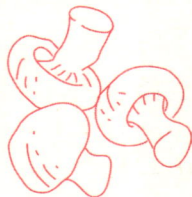
水发香菇

麻雀菟丝枸杞汤

材料　麻雀2只，菟丝子、枸杞子各15克。

制法　将菟丝子、枸杞子洗净，装入纱布袋中，扎紧口，麻雀去毛及内脏，洗净，与上两味药加水同煮熟烂，去药袋不用。

服法　食肉饮汤。

功效　温补肾阳。适用于肾虚所致排尿异常。

杜仲鹌鹑煲

材料　杜仲、牛膝、枸杞子各12克，肉桂末1.2克，鹌鹑2只，精盐、生姜、葱各少许。

制法　将鹌鹑宰杀，去毛及内脏，洗净；再将杜仲、牛膝、枸杞子放入纱布袋内，扎紧口，与鹌鹑一起放入锅中，加水煮熟，放入肉桂末及其他调料，去除药袋即成。

服法　食肉，饮汤。

功效　温补肾阳。适用于肾阳不足之产后尿潴留。

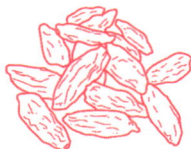

杜仲　　　牛膝　　　枸杞子

冬瓜炖牛肚

材料　冬瓜 500 克，牛肚 300 克，食盐适量。

制法　将冬瓜洗净后切块备用，牛肚洗净后切成小块，放入锅中，加入适量清水后用文火慢炖 100 分钟后，加入切好的冬瓜，改用武火再炖 30 分钟，用食盐调味即可食用。

服法　每日 1 次，连服 7 日。

功效　适用于脾肾气虚所致小便不通。

白及炖猪小肚

材料　白及、凤凰衣、桑螵蛸各 10 克，猪小肚 1 个。

制法　猪小肚洗净，余药入内，扎口，煮烂即成。

服法　佐餐食用。

功效　补肾缩尿，适用于产后小便不利。

鲤鱼鳞酥

材料　鲤鱼鳞 50 克，植物油、生姜、醋、精盐各适量。

制法　鲤鱼鳞用植物油炸酥，加生姜、醋、精盐。

服法　佐餐食用。

功效　补气固脬。适用于产伤所致产后小便自遗。

海蜇莴苣丝

材料　莴苣 250 克，海蜇皮 150 克，芝麻酱 30 克，麻油、白糖、精盐、味精各适量。

制法 莴苣去皮，切细丝，盐渍 20 分钟，挤干水分，海蜇皮洗净切丝，用凉水淋冲沥水；二者相合，调入芝麻酱、麻油、白糖、精盐、味精拌匀。

服法 佐餐食用。

功效 利尿通乳补虚。适用于产后小便不利。

肉桂炒腰花

材料 猪腰2个，肉桂3克，精盐、酱油、生粉、白糖各适量。

制法 将猪腰洗净，剖开，去白膜，切成薄片，用精盐、酱油、生粉、白糖拌匀，腌制10分钟；肉桂研成细末。起油锅，下猪腰炒香，入清水少许，加盖煮至刚熟，再下肉桂末炒匀即可。

服法 随量食用。

功效 补肾祛寒止痛。适用于产后小便频数属寒者。

莲子糯米鲤鱼煲

材料 鲤鱼1条（重约500克），生姜4片，莲子（去心）、糯米各30克，胡椒粉适量。

制法 莲子、生姜洗净；糯米洗净，用清水浸软；鲤鱼活宰，去鳞、鳃、肠杂。将莲子、糯米放入鱼肚，下油锅用姜爆香，取出，连姜一起放入炖盅，加开水适量，盖好盅盖，隔开水文火炖2～3小时，下胡椒粉调味。

服法 饮汤食鱼肉。

功效 健脾利水。适用于产后小便不利。

药浴疗法

法一

组方 荆芥、紫苏、艾叶各 15 克，香葱 5 根。

用法 取上 4 味药煎汤熏洗。

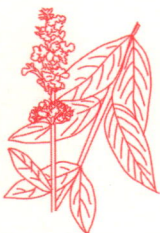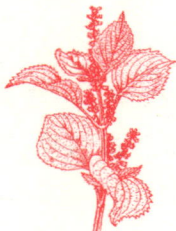

荆芥   苏叶   艾叶

法二

组方 陈瓜蒌 60 克。

用法 取上药煎汤坐浴 20 分钟。

法三

组方 银杏、枸杞叶、乌梅各 30 克。

用法 将上药放入锅中，加入清水适量，浸泡 5 ～ 10 分钟，水煎取汁，放入浴盆中，先熏双足心，待温度适宜时足浴，每日 2 ～ 3 次，每次 10 ～ 30 分钟，每日 1 剂，连续 3 ～ 5 日。

法四

组方 黄芪、金樱子、五味子各 30 克。

用法 将上药放入锅中，加入清水适量，浸泡 5 ～ 10 分钟，水煎取汁，放入浴盆中，先熏双足心，待温度适宜时足浴，每日 2 ～ 3 次，每次 10 ～ 30 分钟，每日 1 剂，连续 3 ～ 5 日。

患 者 须 知

一、病因

（1）膀胱、尿道因生产而受伤、水肿，产妇会无法感觉到膀胱满了。

（2）会阴伤口疼痛及腹内压减少，造成产后小便困难或解不干净的感觉。

二、症状

本病可以分为几种类型，症状如下：

1. 气虚

产后小便不通，少腹急胀，或小便频繁，甚至失禁，面色无华，神疲气短，懒言语细，四肢无力，食欲不振，舌淡苔白，脉细弱。

2. 肾虚

产后小便不通，小腹胀急而痛，或尿急频而欲解不能，或小便频数，日夜数十次之多。或小便失禁，或夜间遗尿，舌淡少苔或薄润，脉沉细而迟。

3. 湿热蕴结

产后尿意频数，尿道灼热涩痛，或小便艰涩不通，溺黄，可兼见外阴伤口，愈合不良。口干苦，胸闷，纳呆，大便不畅，舌红苔根黄腻，脉数。

4.膀胱损伤

多因产时不慎，损伤膀胱，而出现小便失约或自遗，或排尿淋漓夹血丝，面色苍白无华，表情痛苦，舌淡苔白，脉虚弱。

三、诊断

（1）依据分娩后排尿异常进行诊断。

（2）做血、尿常规检查或尿培养，以判断是否感染细菌。

（3）有尿道损伤者常伴血尿，需仔细检查尿道或膀胱组织有否损伤及损伤的部位。

（4）小便涩痛或淋痛应与尿结石、淋菌性尿道炎鉴别。

主编提示

产后排便异常应如何防治及调养？

1.分娩后，鼓励孕妇尽早下床活动，多饮水。

2.产后4～6小时内帮助产妇解出第一次小便。

3.对第一次小便难解者，可以采取条件反射法，在产妇面前用水壶从高处倒水，让其听水声从而产生便意。

4.用温开水冲洗外阴和尿道口，可以防止尿路感染。

5.产妇应保持心情舒畅，尽量避免各种不良的精神刺激和情绪波动，消除紧张的心理和焦躁的情绪。

产后便秘

　　产妇产后饮食如常，但大便数日不行或排便时干燥疼痛，难以解出者，称为产后便秘，或称产后大便难，是最常见的产后病之一。

中药方剂

补中益气汤

材料　黄芪20克，陈皮6克，升麻10克，柴胡6克，当归10克，炙甘草6克，党参12克，火麻仁12克，郁李仁12克，山药12克。

制法　上药共加水1000毫升左右，将药浸泡20分钟后用武火煮沸，再以文火煎煮40分钟左右，取汁。药渣再加水500毫升，煎法同上。将两次药汁合并。

服法　每日1剂。早晚各1次，温热口服。

功效　益气润肠通便。适用于气虚失运型产后便秘。

当归承气汤

材料　当归10克，生大黄9克（后下），玄明粉9克（冲服），厚朴10克，枳壳10克，炙甘草5克。

制法　上药共加水 1000 毫升左右，将药浸泡 20 分钟后用武火煮沸，再以文火煎煮 40 分钟左右，取汁。药渣再加水 500 毫升，煎法同上。将两次药汁合并。

服法　每日 1 剂。早晚各 1 次，温热口服。

功效　清热导滞通便。适用于伤食腑结型产后便秘。

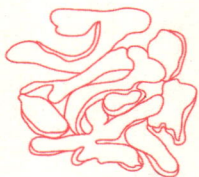

当归

厚朴

枳壳

炙甘草

🍲 四物汤

材料　当归 12 克，熟地黄 20 克，炒白芍 10 克，川芎 6 克，肉苁蓉 15 克，火麻仁 12 克，柏子仁 12 克，首乌 15 克。

制法　上药共加水 1000 毫升左右，将药浸泡 20 分钟后用武火煮沸，再以文火煎煮 40 分钟左右，取汁。药渣再加水 500 毫升，煎法同上。将两次药汁合并。

服法　每日 1 剂。早晚各 1 次，温热口服。

功效　养血润燥。适用于血虚津燥型产后便秘。

润肠丸

材料　生地黄 15 克，当归 10 克，白芍 10 克，火麻仁 10 克，桃仁 8 克，枳壳 10 克。

制法　将上药加水 800 毫升左右，将药浸泡 20 分钟后煮沸，再以文火煎 40 分钟左右，取汁。药渣再加水 400 毫升，煎法同上。将两次药汁合并。

服法　将两次药液合并，早晚分 2 次空腹服下。10 日为 1 个疗程，一般可连服 2 ~ 3 个疗程。

功效　养血滋阴，润燥通便。用于产后大便干燥，数日不解且腹无胀痛者。

五子润肠膏

材料　桃仁、柏子仁、郁李仁、松子仁各 100 克，火麻仁 120 克，生地黄、熟地黄、当归各 100 克，白芍 30 克，蜂蜜适量。

制法　将前 9 味药加水煎煮 2 次，每次 2 小时，去渣取汁。再入锅中，加热浓缩为清膏，加入蜂蜜收膏。装入干净的广口瓶中备用。

服法　口服，每次 10 克，每日 2 次。

功效　润肠通便。用于产后大便干燥，数日不解且腹无胀痛者。

药 茶

松萝茶

材料 松萝茶 9 克，白糖 30 克。

制法 先煎开水 1.5 碗，再入茶煎至 1 碗，调入白糖。

服法 代茶饮。

功效 清热，润肠通便。适用于产后便秘。

白萝卜蜂蜜饮

材料 白萝卜 100 克，蜂蜜适量。

制法 将白萝卜用凉水洗净，切碎捣烂，置消毒纱布中挤汁，调入蜂蜜。

服法 代茶饮，每日 1 次。

功效 润肠通便。适用于产后便秘。

韭菜汁

材料 鲜韭菜 200 克。

制法 将韭菜洗净，切段后捣汁 30 ~ 50 毫升，加入 15 毫升左右的黄酒，用沸水冲服。

服法 每日 1 次，连服 7 日。

功效 补肾助阳。用于阳虚导致的便秘。

桑椹五味子茶

材料 桑椹、蜂蜜各 30 克，五味子 10 克。

制法 桑椹、五味子洗净，放入砂锅，加清水 2 小碗，武火煮沸后，文火煮至 1 小碗，离火，降温至 30℃～40℃后去药渣。用两层纱布过滤后，加入蜂蜜调匀即可。

服法 代茶饮，每日 1 次。

功效 生津敛汗，润肠通便。适用于产后便秘。

苦杏仁茶

材料 苦杏仁、粳米各 6 克。

制法 苦杏仁用沸水泡片刻，剥去皮、尖，与粳米加水磨成浆，加白糖适量，煮熟。

服法 代茶饮，每日 1 次。

功效 润肠通便。适用于产后便秘。

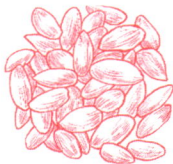

苦杏仁　　　　　粳米

蜂蜜饮

材料 蜂蜜适量。

制法 用蜂蜜 2 匙，兑入白开水适量。

服法 每日 3 次，饭前服。

功效 润肠通便。用于产后肠燥便秘。

🍵 菜茶

材料　青菜汁半小碗。

制法　将青菜汁煎煮。

服法　代茶饮，每日1次。

功效　通泻肠胃。适用于产后便秘。

药　粥

🍲 小米大枣粥

材料　小米200克，大枣15个，红糖50克。

制法　大枣（去核）、小米洗净。把小米、大枣一起放入锅，加清水适量，武火煮沸后，文火煮1小时，加入红糖，再煮至红糖完全溶解即可。

服法　随量食用。

功效　健脾补血，清解虚热。适用于气血虚弱型产后便秘。

🍲 紫苏麻仁粥

材料　苏子10克，火麻仁15克，粳米50～100克。

制法　苏子、火麻仁捣烂，加水研，滤取汁，与粳米同煮成粥。

服法　早晚温热食用。

功效　润肠通便。适用于妇女产后大便难。

桃花粥

材料 鲜桃花瓣 4 克（干品 2 克），粳米 100 克。

制法 将粳米洗净煮粥，待粥将熟时，放入桃花瓣，稍沸即可。

服法 温热食用。便通即停，不可久食。

功效 消肿满，下恶气，利宿水，消积滞。适用于产后便秘。

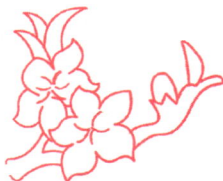 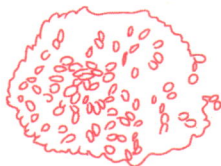

桃花瓣　　　　　　　粳米

芝麻糊

材料 芝麻 100 克，粳米 200 克。

制法 芝麻洗净炒熟，研末。将芝麻末与粳米一同放入锅加水熬粥，粥熟后加入白糖调匀。

服法 早晚空腹温热食用，连服 3 日。

功效 滋养肝肾，益气养阴，润燥滑肠通便。适用于产后大便干结不畅。

松子仁粥

材料 松子仁 30 克，糯米 50 克，蜂蜜适量。

制法 将松子仁捣成泥状，同糯米加水，以文火煮成稀稠状，冲入蜂蜜。

服法 早起空腹、晚间睡前分 2 次温食，连用 3 日。

功效 养血润肠。适用于产后便秘。

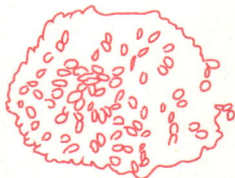

松子仁　　　　　　　糯米

橘香芝麻糊

材料 黑芝麻、冰糖各 150 克，大米 100 克，糖橘饼 1 个。

制法 芝麻洗净炒香，大米浸泡 1 小时，二味混合后加水磨成浆。冰糖加水煮沸，改用文火，调入芝麻、大米浆，不断搅拌，直至成稠厚糊，撒上切成米粒大的橘饼。

服法 早晚空腹温热食用。

功效 滋阴润肠。适用于产后便秘。

南瓜粥

材料 南瓜 200 克，粳米 50 克。

制法 将南瓜洗净后切成细末，备用。粳米淘净后加水适量，用武火煮沸后，改文火慢煮成粥，再加入南瓜末。搅拌均匀后，再煮 30 分钟即可食用。

服法 每日早晚 1 次，温热食用。

功效 润肠通便。适用于产后气虚所致便秘。

药 汤

桂花银耳柑羹

材料 蜜柑 250 克，银耳 30 克，白糖 50 克，湿淀粉、糖桂花各适量。

制法 将蜜柑洗净去皮。银耳用温水浸泡回软后，摘去根蒂，洗净，然后放入碗内，加少量清水，上笼蒸约1小时取出。炒锅上火，将蒸好的银耳连汤倒入，随后加入冰糖煮沸，撇去浮沫，之后放入蜜柑复煮沸，用湿淀粉勾芡，再放入糖桂花，出锅装碗即成。

服法 佐餐食用。

功效 醒酒生津，润肺止咳，利肠通便。适用于产后便秘。

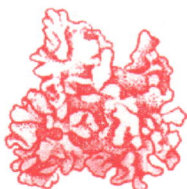

蜜柑　　　　　银耳　　　　　糖桂花

姜汁北杏猪肺汤

材料 猪肺 250 克，北杏仁 10 克，姜汁 20 克。

制法 将猪肺切块挤洗干净，放在锅内，加清水煨汤，再加入北杏，汤沸后滴入姜汁，稍煮待肺熟，加少许精盐调味即成。

服法 饮汤吃猪肺，杏也可以吃。

功效 补肺，止咳，化痰，暖胃。适用于产后便秘。

罗汉白果羹

材料 罗汉果 1 个，白果 50 克，淀粉适量。

制法 将白果敲破外壳，剥出果仁。将白果仁用少量的水煮开约 5 分钟捞出浸入冷水，再剥掉果仁外衣，用牙签挑出白果心。另换水用文火煮约 15 分钟至白果酥松韧滑捞出备用。将罗汉果敲开，加开水 500 毫升，盖好盖浸约 30 分钟，倒入锅内烧开（留下果壳还可浸泡），加入煮好的白果，用湿淀粉勾芡出锅即成白果羹，用小碗分装。

服法 佐餐食用。

功效 润燥止咳，润肠通便。适用于产后便秘。

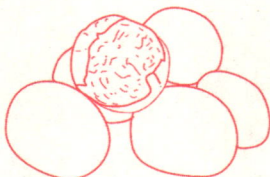
罗汉果

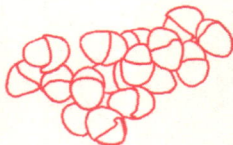
白果

菠菜豆腐汤

材料 菠菜 100 克，豆腐 2 块，葱、生姜、植物油、鲜汤、精盐各适量。

制法 将菠菜洗净，豆腐切块，分别用开水烫 2～3 分钟，捞出沥水。炒锅上火，放油烧热，下葱丝、生姜丝炸香，将豆腐块入锅，略炒一下，加鲜汤半碗，煮沸后加菠菜，用精盐调味。

服法 趁热饮汤吃菠菜和豆腐，日服 2 次，经常食用。

功效 宽中益气，止渴润燥，和脾胃，补血。适用于产后便秘。

地黄核桃猪肠汤

材料 猪大肠 500 克，核桃仁 120 克，熟地黄 60 克，大枣 10 克，精盐适量。

制法 将核桃仁用开水烫后去衣；大枣去核洗净；猪大肠洗净切成小段，与洗净的熟地黄、大枣、核桃仁一同放入砂锅内，加适量的水，用武火煮沸后转用文火炖 2 小时，加精盐调味即成。

服法 佐餐食用。

功效 滋肾补肺，润肠通便。适用于产后便秘。

首乌地黄大肠汤

材料 生首乌 30 克，干地黄 15 克，熟地黄 15 克，猪大肠 150 克，生姜 15 克。

制法 将猪大肠洗净，风干水气，切段；其余用料洗净，生姜拍烂；首乌和干、熟地黄用清水浸泡半小时。将全部用料放入锅内，加清水适量，文火煮 2 小时，加精盐。

服法 随意饮服。

功效 养血益阴，润燥通便。适用于产后便秘属营阴亏耗，血虚肠燥者。

保健菜肴

柏子仁炖猪心

材料 柏子仁 15 克，猪心 1 个。

制法 将猪心洗净，与柏子仁隔水炖熟烂。

服法 佐餐温热食用。3 日 1 次。

功效 养心润肠。适用于产后肠燥便秘。

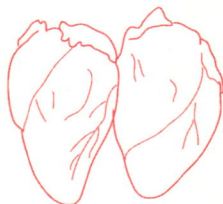

柏子仁　　　　　　猪心

豆尖豆腐

材料 豆腐、豌豆苗尖各 500 克。

制法 水煮沸后，把豆腐切块下锅，煮沸后下豌豆苗尖，烫熟即起锅，切勿久煮。

服法 佐餐食用。

功效 补气，通便，减肥。适用于气虚之产后便秘。

冰糖炖香蕉

材料 香蕉 2～3 只，冰糖适量。

制法 将香蕉去皮，加冰糖适量，隔水炖熟。

服法 每日 1～2 次，连服 4～5 日。

功效 清热养阴，润肠通便。适用于阴虚之产后便秘。

当归炖鸡

材料 母鸡1只，当归30克，醪糟汁60克，生姜、葱、精盐、胡椒粉各适量。

制法 将鸡去毛及内脏，洗净；当归洗去浮灰。将鸡放入砂锅内，同时加水、醪糟汁、当归、生姜、葱、精盐，盖严锅口，先在武火上烧开，改文火炖3小时，出锅时撒上少许胡椒粉。

服法 佐餐食用。

功效 补气养血，润肠。适用于产后便秘。

当归   生姜   母鸡

菠菜猪肝

材料 菠菜250克，猪肝100克。

制法 菠菜洗净，去根，切小段；猪肝洗净，切薄片，用调味料、生粉适量拌匀，腌制10分钟。锅内放清水1小碗，煮沸，放入菠菜、适量植物油、精盐，煮至菠菜刚熟，再放入猪肝煮至熟透即可。

服法 随量饮用。

功效 滋阴养血，润肠通便。适用于产后便秘。

🍲 木耳海参煲猪大肠

材料 黑木耳 30 克，海参 20 ~ 30 克，猪大肠 150 克。

制法 猪大肠洗净后切小段，将海参、黑木耳与猪大肠段一起放入锅同煮，熟后加入精盐、味精调味即成。

服法 佐餐食用。

功效 滋阴补血，润燥滑肠。适用于产后便秘。

药浴疗法

法一

组方 生姜、艾叶各 50 克，食盐 30 克。

用法 加水 2 升，水煎取汁 1 升，滤取药液。擦洗小腹部，每次 20 分钟，以皮肤擦红为宜，每日 2 次。

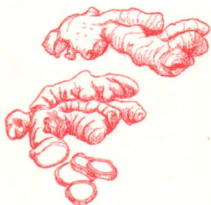
生姜

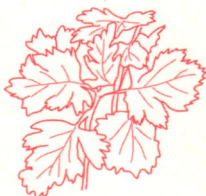
艾叶

法二

组方 芒硝、大黄、甘遂、牵牛子各等量。

用法 将上药加水 2 升，水煎取汁 1 升，滤取药液。洗浴，每日 2 次。

患者须知

一、病因

本病多因肠道燥结、失于滋润、传导不利导致，主要原因有：

1. 血虚津燥

产后失血过多，营虚津亏，肠道失于濡润而致。

2. 气虚失运

素体气虚，因产耗气，大肠无力传送所致。

3. 伤食腑结

产后伤食，热结肠道，腑气不通。

二、症状

本病可以分为几种类型，症状如下：

1. 血虚津燥

产后大便干燥，数日不解，面色萎黄，心悸失眠，皮肤不润，腹无胀痛。苔薄，舌质淡，脉细。

2. 气虚失运

产后大便数日不解，时有便意，临厕无力努责，汗出气短，便后倦怠疲惫。苔薄，舌质淡，脉虚缓。

3. 伤食腑结

大便不畅或秘结不通，脘腹胀满，口中秽臭，心烦易怒。苔黄或黄燥，舌红，脉弦或弦数。

三、诊断

（1）分娩后大便间隔延长，大便干燥难解，饮食如常。

（2）通常发病较缓慢，应与其他疾病引起的便秘相鉴别。

主编提示

产后便秘应如何预防及调养？

1. 产后应鼓励产妇早日下床适当活动，不宜长时间卧床，卧床不利于胃肠的蠕动。

2. 可在床上做产后体操，每晚用手围绕肚脐进行顺时针地按摩，进行缩肛运动，注意养成每日定时排便的习惯。

3. 保持平常之心，愉悦之心，不要因便秘而影响情绪，导致焦虑。

产后腹泻

产后出现大便溏软或呈水样者,称为产后腹泻。

中药方剂

参苓白术散

材料 党参 12 克,茯苓 15 克,白术 15 克,扁豆衣 12 克,炒薏苡仁 10 克,陈皮 6 克,山药 12 克,吴茱萸 6 克,木香 6 克,六曲 10 克,山楂 12 克,炙甘草 3 克。

制法 上药共加水 1000 毫升左右,将药浸泡 20 分钟后用武火煮沸,再以文火煎煮 40 分钟左右,取汁。药渣再加水 500 毫升,煎法同上。将两次药汁合并。

服法 每日 1 剂,早晚各 1 次,温热口服。

功效 健脾渗湿,和中止泄。适用于脾虚型产后腹泻。

四神丸

材料 肉豆蔻 10 克,补骨脂 15 克,吴茱萸 10 克,五味子 10 克,附片 5 克(先煎),炮姜 5 克,煨木香 10 克。

制法 上药共加水 1000 毫升左右,将药浸泡 20 分钟后用武火煮沸,再以文火煎煮 40 分钟左右,取汁。药渣再加水 500 毫升,煎法同上。将两次药汁合并。

服法 每日 1 剂。早晚各 1 次，温热口服。

功效 温肾健脾，固涩止泻。适用于肾虚型产后腹泻。

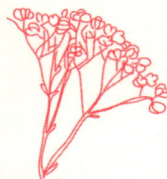

肉豆蔻　　　　　　吴茱萸

炮姜　　　　　　五味子

🍲 保和丸

材料 焦山楂 12 克，橘皮 10 克，姜半夏 10 克，茯苓 12 克，麦芽 12 克，六曲 12 克，莱菔子 15 克，连翘 10 克，煨木香 6 克。

制法 上药共加水 1000 毫升左右，将药浸泡 20 分钟后用武火煮沸，再以文火煎煮 40 分钟左右，取汁。药渣再加水 500 毫升，煎法同上。将两次药汁合并。

服法 每日 1 剂，早晚各 1 次，温热口服。

功效 消食导滞止泻。适用于伤食型产后腹泻。

葛根芩连汤

材料 葛根 12 克，黄芩 10 克，黄连 10 克，赤芍 10 克，金银花炭 10 克，竹叶 10 克，玄参 10 克，木香 10 克，甘草 3 克，通草 10 克。

制法 上药共加水 1000 毫升左右，将药浸泡 20 分钟后用武火煮沸，再以文火煎煮 40 分钟左右，取汁。药渣再加水 500 毫升，煎法同上。将两次药汁合并。

服法 每日 1 剂，早晚各 1 次，温热口服。

功效 清热利湿止泻。适用于湿热型产后腹泻。

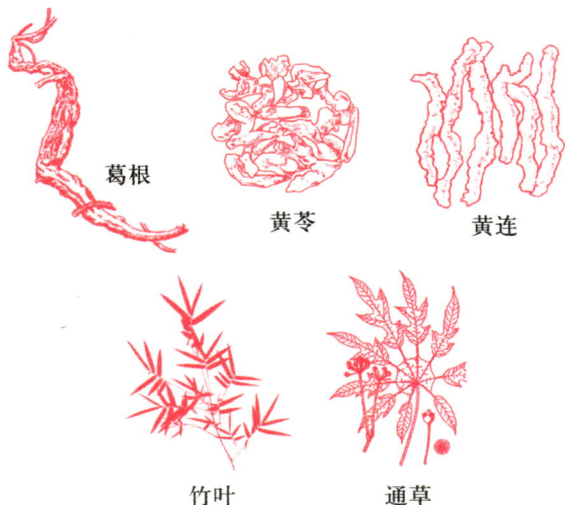

葛根

黄芩

黄连

竹叶

通草

胃苓汤

材料 苍术 10 克，川厚朴 10 克，陈皮 6 克，甘草 3 克，白术 12 克，茯苓 15 克，泽泻 12 克，猪苓 15 克，肉桂 3 克，砂仁 6 克（后下），木香 6 克。

制法 上药共加水 1000 毫升左右，将药浸泡 20 分钟后用武火煮沸，再以文火煎煮 40 分钟左右，取汁。药渣再加水 500 毫升，煎法同上。将两次药汁合并。

服法 每日 1 剂，早晚各 1 次，温热口服。

功效 温中健脾，燥湿止泻。适用于寒湿型产后腹泻。

药 茶

干姜茶

材料 绿茶 6 克，干姜末 3 克。

制法 以沸水冲泡盖浸 10 分钟。

服法 代茶频饮。

功效 温中散寒祛湿。适用于产后腹泻。

山楂茶

材料 山楂适量。

制法 炒焦研细末，每取 10 克，白糖水冲调。

服法 代茶饮，每日 2～3 次。

功效 消食健脾止泻。适用于产后腹泻。

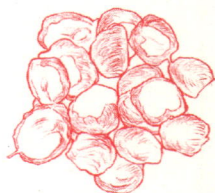

山楂

焦山楂红糖茶

材料 红茶 3 克，焦山楂 10 克，红糖适量。

制法　水煎取汁。

服法　分 3 次饭前代茶饮，每日 1 剂，连服 3 ~ 4 日。可加 1 ~ 2 片生姜同用。

功效　消食和中。适用于产后腹泻。

胡椒红糖茶

材料　茶叶 3 克（炒焦），红糖 15 克（炒焦），胡椒 1.5 克（研细末）。

制法　开水冲调。

服法　不拘时温饮。每日 1 ~ 2 剂。

功效　温中，化滞，止痢。适用于产后腹泻。

山楂姜糖茶

材料　炒山楂 30 克，生姜 3 片，红糖 15 克。

制法　水煎取汁。

服法　代茶饮。

功效　消食止泻。适用于产后腹泻。

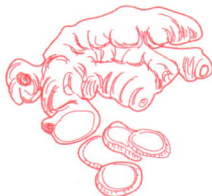

炒山楂　　　　　　生姜

山楂建曲谷芽茶

材料　茶叶3克，焦山楂、建曲、谷芽各8克。

制法　沸水冲泡或煎汤。

服法　代茶饮。

功效　消食积，散瘀滞，健脾胃，助消化。适用于产后腹泻。

药　粥

参苓粥

材料　人参3～5克（或党参15克），茯苓15克，薏苡仁30克，砂仁2克，白术9克，生姜片3克，粳米100克。

制法　砂仁研末；人参或党参、茯苓、薏苡仁、白术、生姜片煎煮，取汁去渣，与砂仁末、粳米共煮为稀粥。

服法　每日早晚空腹温热食用。

功效　健脾益气，和胃止泻。适用于产后脾胃虚弱所致泄泻、食欲不振、神疲倦怠等。

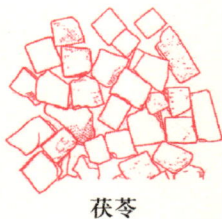

人参

茯苓

🍲 车前子粥

材料　车前子 15 ~ 30 克，木棉花 30 克，粳米 100 克。

制法　将车前子用布包好与木棉花加水同煮，取汁去渣，入粳米煮成稀粥。

服法　早晚餐温热食用。

功效　清热利湿止泻，适用于产后腹泻。

木棉花

车前子

粳米

🍲 莱菔子内金牛肚粥

材料　牛肚 100 克，莱菔子、鸡内金各 10 克，大米 50 克，精盐、味精少许。

制法　牛肚洗净，切成小丁块；将莱菔子、鸡内金同装入纱布袋内，扎紧口；再将大米洗净，与牛肚丁、药袋一起放入锅，加水煮粥。粥成后将药袋捞出不用，加少许精盐、味精。

服法　早晚餐温热食用。

功效　健脾开胃，消食导积。适用于产后腹泻。

🍲 玫瑰花粥

材料 玫瑰花4克，金银花10克，绿茶、甘草、黄芩各6克，粳米100克，白糖适量。

制法 将上药煎汁去渣，加入洗净的粳米，同煮成粥，调入白糖即可。

服法 早晚餐温热食用。

功效 清热解毒，祛湿止泻。适用于产后腹泻。

玫瑰花

金银花

甘草

黄芩

🍲 曲末粥

材料 神曲10～15克，粳米50克，红糖适量。

制法 先把神曲捣碎，水煎，取汁去渣，入粳米一同煮为稀粥，入红糖调味。

服法 早晚餐空腹温热食用。

功效 健脾胃，助消化。适用于产后腹泻。

🍲 银花莲子粥

材料　金银花15克，莲子10克，粳米50～100克，白糖适量。

制法　将金银花煎取药汁，去渣。用药汁加适量清水，和莲子、粳米共煮粥，粥成后加入白糖调味。

服法　每日2次，温热食用。

功效　清热祛湿。适用于产后泄泻。

保 健 菜 肴

🍲 小蒜蛋

材料　小蒜120克，鸡蛋2个。

制法　将小蒜洗净切碎，和鸡蛋煎，不放盐。

服法　佐餐食用。

功效　温中止泻。适用于产后腹泻。

药 浴 疗 法

法一

组方　无花果叶60克。

用法　取上药加2000毫升水，煎至1500毫升，待温洗脚，早晚各1次，每次30分钟，15日为1个疗程，疗程间隔5日。

法二

组方 米壳、肉蔻、桂枝、木香、陈皮各20克，吴茱萸30克。

用法 上药煎汤，先熏后洗双手，每次30分钟，每日2～3次。

肉蔻

木香

陈皮

患 者 须 知

一、病因

产褥期产妇脏腑本虚，脾运未复，若饮食失节或感受寒湿、湿热之邪，均可使脾胃受困，导致水谷下走肠道。或因素体脾肾虚弱，产劳伤气，运化不健，或脾虚久结伤肾，火不生土所致。

二、症状

本病可以分成几种类型，症状如下：

1.伤食

产后大便次数增多，粪便臭秽，腹痛即泻，泻后痛减，脘腹痞满，嗳腐不食。苔垢腻，脉滑数。

2.寒湿

产后腹痛，肠鸣泄泻，纳少胸闷，倦怠乏力。苔白腻，脉濡细。

3.湿热

产后大便频下，腹痛即泻，便稀臭黄，肛门灼热，心烦口渴，小便短赤。苔薄厚腻，脉数。

4.脾虚

产后大便次数增多，时溏时干，脘腹满胀，纳谷不佳，神疲倦怠。苔薄白，舌淡，脉缓弱。

5.肾虚

产后泄泻，脐下作痛，泻后痛减，完谷不化，腹部畏寒，肢冷。苔白舌淡，脉沉迟而细。

三、诊断

根据泄泻发生在产褥期进行诊断，须做大便常规检查，并与菌痢或急性肝炎发病前泄泻相鉴别。

主编提示

产后腹泻应如何预防调养？

1.产后应吃适量容易消化的清淡食物，待体力恢复、食欲好转时，才可给予富于营养的饮食。

2.注意饮食卫生，不吃过于冻凉或辛辣的食物。

3.防止受寒，对于脾胃素寒的产妇，及时采用温补脾胃的食物调理，以免出现腹泻。

4.注意锻炼身体，增强体质。

产后出血

　　胎儿娩出后，随着胎盘的排出，产妇都会有一定量的出血(一般为100～300毫升)，这是正常现象。但如果24小时内阴道流血量超过500毫升者，则为产后出血。产后出血包括胎儿娩出后至胎盘娩出前、胎盘娩出至产后2小时及产后2～24小时3个时期，多发生在前两期。产后出血为产妇重要死亡原因之一，在我国目前居产妇死亡原因首位。产妇一旦发生产后出血，预后严重，休克较重、持续时间较长者，即使获救，仍有可能发生严重的继发性垂体前叶功能减退后遗症，故应特别重视做好防治工作。本病相当于中医学"产后血崩"范畴。

中药方剂

逐瘀止血汤

材料　熟地黄15克，制大黄10克，赤芍10克，三七3克，没药9克，丹皮9克，当归尾9克，枳壳10克，桃仁9克，阿胶12克（烊化，冲服），黄芪30克。

制法　上药共加水1000毫升左右，将药浸泡20分钟后用武火煮沸，再以文火煎煮40分钟左右，取汁。药渣再加水500毫升，煎法同上。

服法 每日 1 剂，早晚各 1 次，温热口服。

功效 益气行瘀。适用于血瘀型产后出血。

三七

熟地黄

赤芍

丹皮

没药

固本止崩汤

材料 人参 12 克，黄芪 30 克，白术 12 克，熟地黄 30 克，
当归 9 克，黑姜 3 克，阿胶 12 克（烊化，冲服），
仙鹤草 30 克。

制法 上药共加水 1000 毫升左右，将药浸泡 20 分钟后用
武火煮沸，再以文火煎煮 40 分钟左右，取汁。药渣
再加水 500 毫升，煎法同上。

服法 每日 1 剂，早晚各 1 次，温热口服。

功效 补气摄血。适用于气虚型产后出血。

清热化瘀汤

材料 党参、黄芪各 10 克，延胡索 12 克，炮姜 5 克，当归、

丹皮、川芎、乌药各9克，败酱草、蒲公英、仙鹤草各30克。

制法 上药共加水1000毫升左右，将药浸泡20分钟后用武火煮沸，再以文火煎煮40分钟左右，取汁。药渣再加水500毫升，煎法同上。将两次药汁合并。

服法 每日1剂，早晚各1次，温热口服。

功效 清热活血，化瘀止血。适用于外伤型产后出血。

当归补血汤

材料 黄芪30克，当归6克，人参12克，茜草15克，川芎12克，枸杞子15克，阿胶15克（烊化，兑服），白术12克，熟地黄15克，炮姜9克，甘草6克，神曲15克。

制法 上药共加水1000毫升左右，将药浸泡20分钟。用武火煮沸后，再以文火煎40分钟左右，取汁。药渣再加水500毫升，煎法同上。将两次药液合并。

服法 早、中、晚分3次空腹服下。每日1剂，连服15剂。

功效 大补气血。适用于血虚型产后出血者。

补中益气汤

材料 人参12克，当归15克，炙黄芪15克，川芎12克，柴胡6克，益母草12克，升麻6克，白芍12克，焦芥穗12克，白术12克，陈皮9克，炙甘草6克。

制法 上药共加水1000毫升左右，将药浸泡20分钟。武火煮沸后，再以文火煎 40 分钟左右，取汁。药渣再加水 500 毫升，煎法同上。将两次药液合并。

服法 早、中、晚分 3 次空腹服下。每日 1 剂，连服 10 剂。

功效 补益气血，行瘀止血。适用于产后出血神疲倦怠、食少乏力、头晕目眩者。

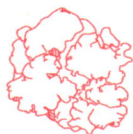

川芎　　　当归　　　炙甘草

白术　　　炙黄芪

药 茶

益母草茶

材料 益母草 45 克。

制法 水煎取汁。

服法 代茶饮，每日 1 剂。

功效 活血化瘀，调经利水。适用于产后出血。

桃仁郁金茶

材料 桃仁 10 克，郁金 10 克，红糖适量。

制法　将桃仁、郁金洗净加入杯中用沸水浸泡约 30 分钟，加入红糖调味。

服法　代茶常饮。

功效　活血祛瘀。用于血瘀型产后出血者。

蒲黄茶

材料　蒲黄 100 克。

制法　水煎取汁。

服法　代茶饮，每日 1 剂。

功效　活血散瘀。适用于产后出血。

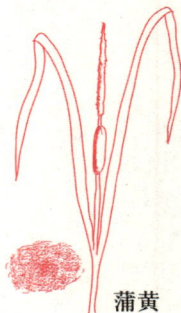
蒲黄

芪归茶

材料　当归 15 克，黄芪 15 克，大枣 5 枚，红糖适量。

制法　将当归、黄芪、大枣洗净，加入杯中，用沸水浸泡约 30 分钟，加入红糖调匀。

服法　代茶常饮。

功效　可补益气血，温通经脉。用于产后出血气血亏虚者。

益母草大枣茶

材料　益母草 60 克，大枣 30 克。

制法　水煎取汁。

服法　代茶饮，每日 1 剂。

功效　活血化瘀，调经利水。适用于产后出血。

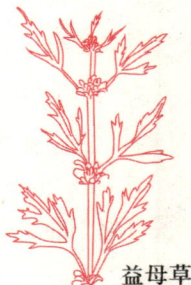
益母草

药 粥

母草生化粥

材料 当归20克，益母草30克，炙甘草3克，川芎、桃仁各10克，炮生姜6克，粳米100克，红糖适量。

制法 将上6味中药加水煎煮，取汁去渣，加放洗净的粳米加水煮粥。粥成后调入红糖。

服法 早晚餐空腹食用。

功效 化瘀止血。适用于血瘀型产后出血。

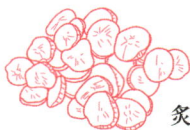

当归

益母草

炙甘草

粳米　川芎

桃仁粥

材料 桃仁10～15克，粳米50克，红糖适量。

制法 将桃仁捣碎，加水浸泡去渣留汁。将粳米洗净加水煮粥，待粥半熟时加入桃仁汁和红糖少许，炖至粥熟即成。

服法 每日晨起温热食。

功效 活血化瘀。适用于血瘀型产后出血。

枳壳香附粥

材料 枳壳、丹皮各 10 克，香附、白芍各 12 克，柴胡、甘草各 6 克，地骨皮 30 克，粳米 100 克，红糖适量。

制法 将上 7 味中药水煎，取汁，复煎 1 次。两次药汁合并，早晚各取药汁半量，放入洗净的粳米煮粥。粥成后加红糖调味。

服法 早晚餐空腹食用。

功效 行气解郁，清肝止血。适用于产后出血。

参豆粥

材料 红参 10 克，黄豆 20 克，红糖适量。

制法 将人参、黄豆放煲中，煮成粥状，加入红糖调匀即成。

服法 每日 1 次，空腹温热食用。

功效 补气固脱。适用于气虚型产后出血。

玫瑰陈皮粥

材料 玫瑰花 15 克，陈皮 10 克，粳米 100 克，白糖适量。

制法 将玫瑰、陈皮洗净，与淘洗干净的粳米一同放入锅中，加适量水。用武火煮沸后，再用中火煎煮约 30 分钟。

至粥熟，加入适量白糖调味。

服法 早晚餐食用。

功效 疏肝理气，活血止血。适用于气滞型产后出血者。

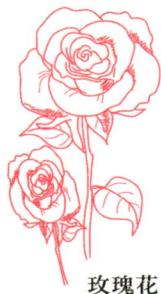

玫瑰花

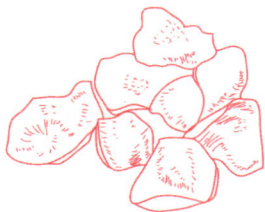

陈皮

黄精大枣粥

材料 黄精30克，当归10克，大枣10枚，粳米100克，白糖适量。

制法 与淘洗干净的粳米一同放入锅中，加适量水，用中火煎煮约45分钟。至粥熟，加入适量白糖调匀。

服法 早晚餐食用。

功效 补益气血。用于血虚型产后出血者。

药 汤

山楂大枣瘦肉汤

材料 猪瘦肉250克，山楂30克，大枣8个，精盐适量。

制法 山楂、大枣（去核）洗净；猪瘦肉洗净，切大块。

把全部用料放入锅中，加清水适量，武火煮沸后，改文火煲 1 小时，加精盐。

服法 饮汤吃肉及大枣、山楂，一天之内服完。

功效 健脾开胃，祛瘀止痛。适用于产后出血。

产后补虚汤

材料 黄芪 60 克，党参 30 克，山药 30 克，大枣 30 克，母鸡肉 200 克，黄酒 30 毫升，精盐适量。

制法 将鸡肉去油脂，斩块；其余用料洗净。将全部用料放入炖盅，加清水适量，隔水炖 2 ～ 3 小时至鸡烂熟，加精盐调味。

服法 饮汤吃鸡及党参、大枣、山药，一天之内服完。

功效 补脾益气养血。适用于产后出血。

山药

黄芪

党参

首乌杞豆猪骨汤

材料 猪骨 250 克，何首乌 30 克，枸杞子 15 克，黑豆 30 克，陈皮 5 克，精盐适量。

制法 洗净猪骨，去油脂，剁块；其余用料洗净。将全部用料放入锅内，加清水适量，煮至烂熟，加精盐调味。

服法 饮汤吃枸杞子、黑豆，每天 1 次，连服 10 ～ 15 日。

功效 补气血，益精髓。适用于产后出血。

🍲 黑豆红花汤

材料 黑豆 30 克，红花 6 克，红糖适量。

制法 将黑豆、红花放入砂锅中，加水适量煎煮，取汁去渣，调入红糖。

服法 每日 1 剂，温热食用。

功效 活血养血，化瘀止血。适用于血瘀型产后出血。

保 健 菜 肴

🍲 良姜米醋鸡蛋

材料 高良姜 10 克，鸡蛋 2 个，米醋 15 毫升。

制法 高良姜研粉，鸡蛋打入调匀，炒至将熟时，用米醋炙之即成。

服法 顿服。

功效 温养气血，保津醒神。适用于产后出血。

🍲 党参杞子炖鹌鹑

材料 鹌鹑 2 只，党参 30 克，枸杞子 12 克，淮山药 15 克，精盐适量。

制法 党参、淮山药、枸杞子洗净；鹌鹑活宰，去毛、脚、肠脏，洗净，斩件。把全部用料放入炖盅，加开水适量，盖好盖，隔开水文火炖 2 小时，加精盐调味。

服法 佐餐食用。

功效 补气养阴，健脾益肾。适用于产后出血。

🍲 红鸡冠花鸡蛋

材料 鸡冠花3克，鸡蛋2个。

制法 红鸡冠花取汁，冲生鸡蛋，置火上微沸。

服法 待温顿服。

功效 行血化瘀，扶正固本。适用于产后出血。

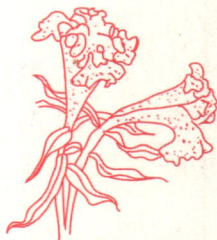

红鸡冠花

🍲 参芪炖鸡

材料 党参、黄芪各30克，淮山药25克，大枣20枚，母鸡1只，黄酒、精盐各适量。

制法 将鸡宰杀后，去毛及内脏，洗净后与其他药同放入炖盅内，加黄酒至药面，隔水炖熟后，放入精盐调味。

服法 分数次佐餐食用。

功效 补气益血固脱。适用于气虚型产后出血。

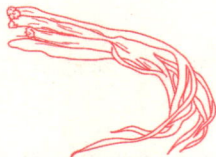

黄芪　　　　党参　　　　淮山药

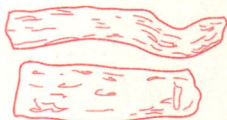

药浴疗法

组方 吴茱萸、杜仲、蛇床子、五味子、海桐皮各50克,木香、丁香各25克。

用法 将上药共研为粗末,每次取药末25克,用布袋装好放入药锅中,加水3大碗,煎数沸,趁热先熏后洗会阴部,并用于淋浴。早晚2次,10次为1个疗程。

患者须知

一、病因

产后出血的原因较常见的是:

1. 子宫收缩乏力

如羊水过多、双胎或多胎、子宫肌瘤、过多使用镇静剂、产程延长、尿潴留及妊娠高血压综合征等引起。

2. 产道损伤

包括软产道与骨产道损伤。

3. 胎盘因素

包括胎盘滞留、胎盘残留、胎盘植入等。前置胎盘与胎盘早剥虽然产前有出血,但也有可能影响到产后,引起产后出血。

4. 全身性慢性病

包括肝炎、肾炎和凝血功能障碍性疾病等。

二、症状

本病可以分成几种类型，症状如下：

1. 气虚

产后下血如崩，色红，少腹不痛，头晕眼花，面目苍白，心悸气短，四肢冰冷，冷汗淋漓。苔薄，舌质淡，脉沉细而数。

2. 血瘀

产后血崩，色紫黯，有块，少腹疼痛拒按，按之似有硬块，面色白，精神疲乏。苔薄润，脉沉弦或细而数。

3. 外伤

胎儿和胎盘娩出后持续出血，色呈鲜红，心烦不安，或精神抑郁。苔薄白，舌质淡红，脉沉细。

三、诊断

（1）根据产后 24 小时内，阴道流血超过 500 毫升，同时全身气血虚弱的症状，如面色苍白、头晕乏力、心悸胸闷等症状。

（2）产道损伤引发产后出血特点是胎儿、胎盘娩出后阴道持续流出鲜红色血液，应立即做阴道检查，明确出血部位，及时止血，以手术止血为主，辅以中医辨证止血。

（3）根据产妇以往病史做必要的化验检查，如肝肾功能与凝血功能检查、妊娠高血压综合征有关的检查等。还要掌握产妇的妊娠史、妊娠期情况，对诊断产后出血原因有帮助。

（4）还有易被忽略的尿潴留导致的产后大出血。其特点是尿少，膀胱充盈，将子宫推向一侧，子宫体软。导尿后出血立即减少。

（5）血液不外流，积滞在子宫腔内，子宫体软、位置升高、体积增大。

主编提示

应如何预防产后出血？

1.要有计划地生育，因为人工流产容易损伤子宫内膜，如果损伤到了子宫内膜的基底层，一旦怀孕时，胎盘就容易发生植入和粘连，使得分娩时发生产后出血的可能性就会增大。

2.定期做好产检及围产期的保健，可以及时发现问题，对妊娠合并的各种并发症，应该要积极地配合医生进行治疗。

3.孕期如果出现有贫血的现象，要积极地纠正贫血。饮食上要注意不能挑食，必要时需要在医生的指导下用药物来纠正贫血的情况。

4.对于选择哪种分娩方式，应多咨询医生，医生会根据胎儿及产妇的情况综合评估选择适合产妇的分娩方式。在分娩过程中，要积极配合好医护人员，调整好呼吸，以便顺利完成分娩。

5.产后要及时排尿。有些孕妇因为怕疼，憋着尿不敢上厕所，其实这是不好的，因为尿潴留会影响到子宫的收缩，也是产后出血的一个诱因。生产后，医生和护士都会告诉产妇要学会按摩子宫，以便能够促进子宫收缩，减少产后出血。

此外，孕妇生产后若感觉不适，如肛门坠胀、会阴血肿、头晕乏力等，一定要尽快告诉医生或护士，为采取有效措施争取时间。

产后恶露不下

胎儿娩出后，恶露应自然排出体外，如果停滞不下，或下之甚少，称为产后恶露不下。产后恶露不下，可引起血晕、腹痛、发烧，甚至更为严重的症状，应及时调治。

中药方剂

圣愈汤

材料 生地黄、熟地黄、川芎、人参各9克，当归身、黄芪各15克。

制法 上药共加水1000毫升左右，将药浸泡20分钟后用武火煮沸，再以文火煎煮40分钟左右，取汁。药渣再加水500毫升，煎法同上。

服法 每日1剂，早晚各1次，温热口服。

功效 益气养血。适用于血虚型产后恶露不下。

逍遥散

材料 柴胡、当归、白芍、白术各30克，白茯苓30克，炙甘草15克。

制法 上药共研细末。

服法 每日 2 次，每服 6 ~ 15 克；煨姜 3 片，薄荷少许，煎汤送服。

功效 行气解郁。适用于气滞型产后恶露不下。

白术

炙甘草

柴胡

茯苓

桃仁承气汤加生化汤

材料 桃仁（去皮尖）6 克，大黄 6 克，桂枝 6 克，炙甘草 6 克，芒硝 6 克，当归 10 克，川芎 6 克，炮姜 3 克，生蒲黄 5 克，益母草 8 克。

制法 上药共加水 1000 毫升左右，将药浸泡 20 分钟后用武火煮沸，再以文火煎煮 40 分钟左右，取汁。药渣再加水 500 毫升，煎法同上。将两次药汁合并。

服法 每日 1 剂。早晚各 1 次，温热口服。

功效 温经散寒，活血化瘀。适用于血瘀型产后恶露不下。

药 茶

🍵 山楂茶

材料　山楂 30 克，红糖 30 克。

制法　山楂切片晒干加水 750 毫升，煎至山楂熟烂，加入红糖即可。

服法　代茶饮。一般服 3 ~ 5 次可见效。

功效　活血散瘀。适用于血瘀型产后恶露不下。

🍵 三七茶

材料　三七 5 克，花茶 3 克。

制法　用三七煎煮 250 毫升药液，泡花茶。

服法　代茶饮用，冲饮至味淡。

功效　散瘀止血，消肿定痛。适用于血瘀型产后恶露不下。

🍵 益母草生姜红糖茶

材料　益母草、红糖、生姜各适量。

制法　煎服取汁。

服法　代茶饮，每日 1 剂，连服 3 ~ 7 日。

功效　养血调经。适用于产后恶露不下。

🍵 益母草当归茶

材料　益母草 5 克，当归 3 克，花茶 3 克。

制法　用前 2 味药煎煮 300 毫升药液，泡花茶。

服法　代茶饮用，冲饮至味淡。

功效　养血调经。适用于产后恶露不下。

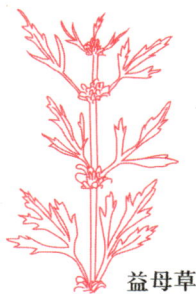

益母草

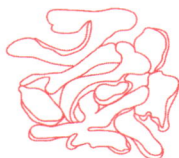

当归

卷柏茶

材料　卷柏全草适量。

制法　卷柏全草洗净晒干，每次
　　　15克，加开水浸泡。

服法　代茶饮。

功效　活血化瘀。适用于血瘀型产
　　　后恶露不下。

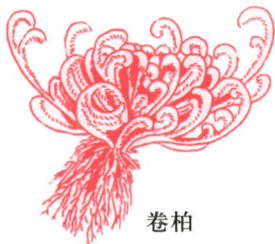

卷柏

蒲黄茶

材料　蒲黄100克。

制法　将上药用水煎。

服法　代茶饮用。

功效　活血化瘀。适用于血瘀型产后恶露不下。

药 粥

疏肝粥

材料 赤芍、枳壳各 12 克，香附、川芎各 9 克，柴胡、陈皮各 6 克，甘草 3 克，粳米 50 克，红糖适量。

制法 以上 7 味中药水煎，取汁去渣，加入洗净的粳米煮粥。待粥将熟时，加红糖调味。

服法 温热食用，每日 2 次。

功效 疏肝解郁，理气行滞。适用于气滞型产后恶露不下。

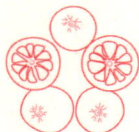
赤芍　　　枳壳　　　川芎

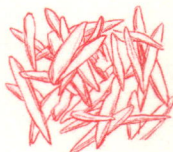
甘草　　　粳米

加味柴胡疏肝粥

材料 当归、沉香、路路通、川芎、柴胡各 9 克，香附、枳壳、白芍各 9 克，合欢花 12 克，粳米 100 克，红糖适量。

制法 将上药煎汁去渣，加入洗净的粳米煮粥。待粥煮成后加红糖适量调味。

服法 空腹温热食用。

功效　疏肝解郁，理气通络。适用于气滞型产后恶露不下。

玉簪花粥

材料　玉簪花 12 克，红花 6 克，粳
米 50 克，红糖适量。

制法　将玉簪花、红花水煎，取汁
去渣，放入粳米，再加水适量，
煮沸后调入红糖，同煮成粥。

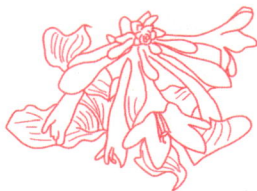

玉簪花

服法　空腹温热食用。

功效　活血化瘀。适用于血瘀型产后恶露不下。

红花糯米粥

材料　红花、当归各 10 克，丹参 15 克，糯米 100 克，红
糖适量。

制法　将上药先水煎，取汁去渣，加入洗净的糯米同煮成粥，
入红糖适量调味。

服法　空腹温热食用。

功效　活血化瘀。适用于血瘀型产后恶露不下。

生地粥

材料　生地黄汁 50 克（或干地黄 60 克），血糯米 60 克。

制法　新鲜生地黄洗净后切段，每次榨取生地黄汁约 50 克，
或用干地黄 60 克煎取药汁。血糯米加水煮沸后加入
地黄汁，煮成稀粥食用。

服法 早晚餐食用。

功效 养阴清热。适用于阴虚血热之产后恶露不下。

桂圆大枣粥

材料 桂圆肉、大枣各 30 克，粳米 60 克。

制法 将粳米洗净、红枣去核，备用。桂圆肉、红枣、粳米同放入锅内，加清水，同煮 1.5 小时。

服法 喜甜食者，可加少许红糖，吃粥、桂圆肉及红枣。

功效 补气固冲止血。适用于气虚型患者。

药　汤

桃仁莲藕汤

材料 桃仁 10 克，莲藕 250 克，精盐适量。

制法 莲藕洗净切成块，与洗净的桃仁一同放入砂锅中，加适量水，煮汤，加精盐调味即成。

藕

服法 饮汤吃莲藕。

功效 活血化瘀。适用于血瘀型恶露不下。

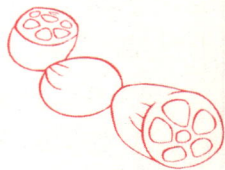

益母草鸡肉汤

材料 鲜益母草 100 克，鸡肉 250 克，葱白 6 克，香附 30 克，精盐适量。

制法　将益母草温水泡，清水洗净。葱白洗净，用刀拍烂。香附用水洗净。将鸡肉用水洗净，刀切成小块。把益母草、葱花、香附和鸡肉一同放入煮锅内，加入清水，煮 2 小时，放入精盐调味即成。

服法　佐餐食用。

功效　活血化瘀，养气益血。适用于产后恶露不下。

保健菜肴

米酒蒸螃蟹

材料　螃蟹数只，米酒 1 ~ 2 汤匙。

制法　将螃蟹洗净，盛碗内，隔水蒸，将熟时加入米酒，再蒸片刻。

服法　饮汤，食蟹肉。

功效　化瘀活血，滋肾养阴。适用于产后恶露不下。

赤豆酒酿蛋

材料　赤小豆 50 克，糯米甜酒酿 250 克，鸡蛋 4 个，红糖适量。

制法　赤豆淘净，加水煮烂，入甜酒酿，烧沸，打入鸡蛋，待蛋凝熟透加红糖。

赤小豆

服法　每日 1 剂，煎 3 次。热药汤中入琥珀粉，餐前温服。

功效　养血散瘀，利水通乳，适用于产后恶露不下。

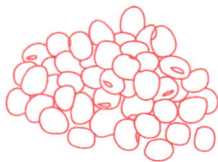

🍲 胎盘炖鳖肉

材料 胎盘 1 个，鳖肉 120 克，植物油 12 克，精盐适量。

制法 将胎盘洗净，切成长宽各 2 厘米，鳖肉切成长宽各 2.5
厘米。将砂锅放在旺火上，放油烧至八成热，倒入
胎盘、鳖肉速炒半分钟，加入清水 2 碗。稍烧片刻，
一起装入钵内，然后上蒸笼用旺火蒸半小时即可。

服法 佐餐食用。一般服 5 ~ 7 次有效。

功效 补气固冲止血。适用于气虚型患者。

药浴疗法

组方 艾叶、陈皮、柚子皮、生姜、小茴香、桂皮、花椒、
葱、川芎、红花、乳香等，任选 2 ~ 3 味适量。

用法 将上药加水煎沸，将药液倒入盆中熏蒸下腹部。

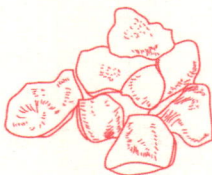

川芎　　　　　　　　陈皮

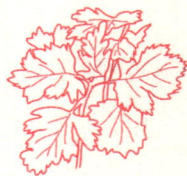

艾叶

患者须知

一、病因

1. 血虚

产妇素体脾虚化源不足，复因产时失血过多，无余可下。

2. 气滞

产后情志不畅，肝气郁结、疏泄不利，气机不畅，血行受碍，滞于胞中。

3. 血瘀

临产受寒，寒邪入侵，与血相凝导致恶露不下，或分娩时离经之血未及时排出，遂为瘀血，结于胞中。

二、症状

本病可以分成几种类型，症状如下：

1. 血虚

产后恶露量少或不下，色淡。头晕耳鸣，心悸，气短，神疲，面色苍白，舌淡白，脉虚细。

2. 气滞

患者精神忧郁，食欲不振，胸胁胀满，小腹胀甚于痛，排血时下时止，色正常。

3. 血瘀

产后恶露不下或甚少，色紫黯，小腹疼痛拒按，痛处有块，舌紫黯，脉涩。

三、诊断

胎盘娩出后，恶露停蓄不下或下亦甚少。

主编提示

产后恶露不下应如何预防调养?

1.注意观察恶露的性状：若恶露始终是红色，或紫红色，有较多瘀血块，应引起注意。

2.若分娩时产妇感受寒邪、过食生冷引起恶露被寒所凝滞，产生下腹疼痛，按之更甚，痛处可触及肿块，恶露极少，可采用按摩法：产妇取半坐卧式，用手心从心下压按至脐，在脐部轻轻揉按数遍，再从脐向下按摩至耻骨联合上缘，再揉按数遍，如此反复按摩 10～15 次，每天 2 次。

3.卧室应保暖，防止风寒外袭。

4.一定要保持精神愉快，避免各种影响情志的因素。

产后恶露不净

产后恶露超过 3 周时间仍淋漓不断，其量有多有少，称为恶露不净，或称恶露不绝、恶露不止。迁延日久，常可影响产妇健康而发生其他病变。

中药方剂

产后恶露净

材料 黄芪、乌贼骨、益母草、桑寄生各 30 克，党参、当归、茜草炭、侧柏炭、血余炭、炒蒲黄各 15 克，枳壳 10 克，三七粉（吞服）3 克，甘草 5 克。

制法 上药共加水 1000 毫升左右，将药浸泡 20 分钟后用武火煮沸，再以文火煎煮 40 分钟左右，取汁。药渣再加水 500 毫升，煎法同上。将两次药汁合并。

服法 每日 1 剂，分 2 次服。

功效 益气补肾，活血止血。适用于产后恶露不绝。

气血双虚恶露方

材料 生黄芪 25 克，当归身 20 克，炒白芍、熟地黄、川续断各 12 克，制香附、土炒白术、阿胶（烊化，兑服）、侧柏炭各 10 克，党参、荆芥穗炭各 8 克，生甘草 6 克，杜仲炭 16 克。

制法 上药共加水 1000 毫升左右，将药浸泡 20 分钟后用武火煮沸，再以文火煎煮 40 分钟左右，取汁。药渣再加水 500 毫升，煎法同上。将两次药汁合并。

服法 每日 1 剂，分 2 次服。

功效 益气补血，固冲止血。适用于恶露气血双虚证。

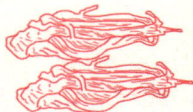
当归身

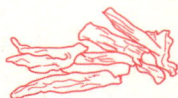
川续断

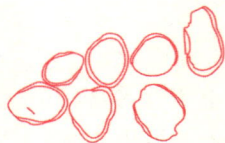
制香附

阿胶

育阴降火汤

材料 生地黄 30 克，玄参 15 克，知母、黄柏、天花粉、炒当归、荆芥炭各 10 克，炒黄芩 6 克，甘草 3 克。

制法 上药共加水 1000 毫升左右，将药浸泡 20 分钟后用武火煮沸，再以文火煎煮 40 分钟左右，取汁。药渣再加水 500 毫升，煎法同上。将两次药汁合并。

服法 每日 1 剂，分 2 次服。

功效 育阴降火，凉血止血。适用于产后恶露不绝。

瘀血恶露方

材料　当归20克，川芎、赤芍、阿胶（烊化，兑服）各10克，熟地黄、黑豆各12克，桃仁、草红花各6克，益母草16克，生甘草4克。

制法　上药共加水1000毫升左右，将药浸泡20分钟后用武火煮沸，再以文火煎煮40分钟左右，取汁。药渣再加水500毫升，煎法同上。将两次药汁合并。

服法　每日1剂，分2次服。

功效　行血化瘀，养血扶正。适用于产后瘀血所致恶露不绝。

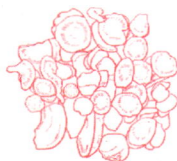

川芎　　　赤芍

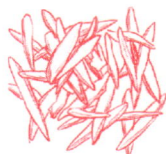

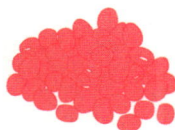

生甘草　　黑豆

产后恶露不尽方

材料　当归24克，炮姜、川芎、川黄连各6克，生地黄、红藤各30克，玫瑰花9克，蜈蚣5条，桃仁9克，香附、白芍各15克。

制法　上药共加水1000毫升左右，将药浸泡20分钟后用武火煮沸，再以文火煎煮40分钟左右，取汁。药渣再加水 500 毫升，煎法同上。将两次药汁合并。

服法　每日 1 剂，分 2 次服。

功效　活血化瘀，清热祛湿。适用于产后瘀血兼湿热所致恶露不尽。

缩宫逐瘀汤

材料　当归、川芎、桃仁、刘寄奴、蚤休各 9 克，炮姜、甘草各 4.5 克，益母草、枳壳、焦山楂各 20 ~ 40 克。

制法　上药共加水 1000 毫升左右，将药浸泡 20 分钟后用武火煮沸，再以文火煎煮 40 分钟左右，取汁。药渣再加水 500 毫升，煎法同上。将两次药汁合并。

服法　每日 1 剂，分 2 次服。

功效　理气活血，缩宫逐瘀。适用于产后血瘀所致恶露不净。

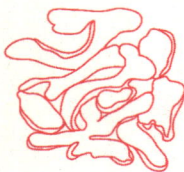
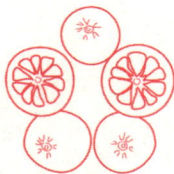
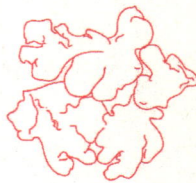

当归　　　　　枳壳　　　　　炮姜

宣瘀固胞方

材料　滇三七（研末冲服）、荆芥炭、甘草各 3 克，贯众 24 克，益母草、乌贼骨、川续断各 15 克，延胡索 9 克。

制法　上药共加水 1000 毫升左右，将药浸泡 20 分钟后用武火煮沸，再以文火煎煮 40 分钟左右，取汁。药渣再加水 500 毫升，煎法同上。将两次药汁合并。

服法 每日1剂，分2次服。

功效 宣瘀固胞，和血止血。适用于产后瘀血停滞。

🍲 银黄汤

材料 金银花炭、益母草各15克，炒黄芩、炒牡丹皮、炒蒲黄、茜草、焦山楂、焦六曲各10克，党参12克，贯众炭30克，大黄炭6克。

制法 上药共加水1000毫升左右，将药浸泡20分钟后用武火煮沸，再以文火煎煮40分钟左右，取汁。药渣再加水500毫升，煎法同上。将两次药汁合并。

服法 每日1剂，分2次服。

功效 益气祛瘀，清热止血。适用于产后血热所致恶露不净。

药 茶

☕ 藕汁茶

材料 鲜藕100克，白糖20克。

制法 先将鲜白嫩藕榨取藕汁，再将白糖放入藕汁中，调匀即成。

服法 冷饮之。

功效 清热凉血，活血止血。适用于产后血热所致恶露不净。

☕ 人参茶

材料 人参6克，当归、干生地黄各9克，地榆30克。

制法　上药加水适量煎煮，去渣取汁。

服法　每日 1 剂，分 2 次，温服。

功效　补益气血。适用于产后气虚之恶露不净。

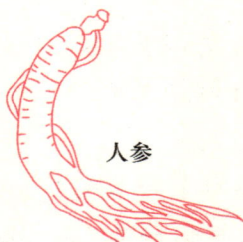

人参　　　　　　　　　地榆

赤豆冬瓜皮茶

材料　赤小豆 20 克，冬瓜皮 10 克。

制法　将赤小豆、冬瓜皮放入砂锅中，加水适量煎煮，去渣取汁即可。

服法　代茶频饮，连服 5 日。

功效　凉血止血。适用于产后血热所致恶露不净。

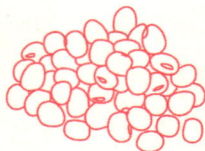

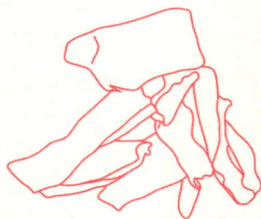

赤小豆　　　　　　　　　冬瓜皮

红酱茶

材料　蜀红藤、败酱草各 30 克，白花蛇舌草 15 克，贯众、

蒲黄炭、谷芽各 12 克，牡丹皮、山栀子、金银花炭
各 9 克。

制法 上药加水适量煎煮，去渣取汁。

服法 每日 1 剂，分 2 次服。

功效 清热解毒，行瘀止血。适用于产后血热所致恶露不净。

山楂红糖茶

材料 山楂 50 克，红糖 25 克。

制法 先将山楂洗净，水煎去渣，取汁 50 毫升，加入红糖
调味。

服法 每日温服 1 剂，连服 5 ～ 7 日。

功效 活血化瘀。适用于产后瘀血内阻所致恶露不净。

仙鹤益母茶

材料 仙鹤草、益母草各 30 克，红糖适量。

制法 上药加水适量煎煮，去渣取汁，入红糖调味即成。

服法 每日 2 ～ 3 次，温服。

功效 活血化瘀。适用于产后血瘀之恶露不净。

药　粥

生化粥

材料 当归、桃仁各 10 ～ 15 克，川芎 6 克，黑姜 10 克，
甘草 3 克，粳米 50 ～ 100 克，红糖适量。

制法 先将上药加水适量煎煮，去渣取汁，再加入洗净的粳米同煮为粥，调入红糖即可。

服法 每日 1 ~ 2 剂，温热服。

功效 活血散寒，祛瘀止血。适用于产后瘀血内阻所致恶露不净、腹痛拒按。

苎麻粥

材料 粳米、新鲜苎麻根各 100 克，大枣 10 枚。

制法 将苎麻根煎水，去渣取汁，入糯米、大枣煮粥。

服法 每日 2 次，随量食。

功效 清热凉血。适用于产后血热所致恶露不净。

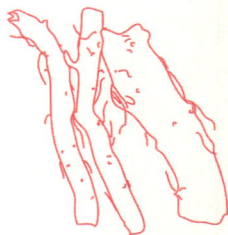

新鲜苎麻根

参芪胶艾粥

材料 黄芪、党参各 15 克，鹿角胶、艾叶各 6 ~ 9 克，升麻 3 克，当归、白糖各 10 克，粳米 100 克。

制法 将党参、黄芪、艾叶、升麻、当归放入砂锅，加水煎煮，去渣取汁，加入粳米、鹿角胶、白糖煮成粥。

服法 每日 1 剂，上、下午温热食。

功效 补气摄血。适用于产后气虚失摄之恶露过期不止，淋漓不断。

参术芪米粥

材料 党参9克,白术18克,黄芪15克,粳米60克,红糖适量。

制法 将党参、白术、黄芪用水煎3次,去渣取汁,将3次药汁合并,加入洗净的粳米煮粥,入红糖调味即成。

服法 每日1剂,温热服食。

功效 益气补血。适用于产后气血两虚之恶露不净。

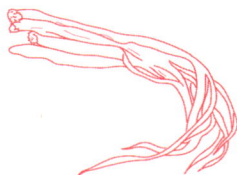

党参

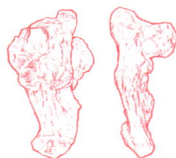

白术

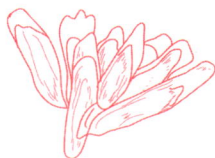

黄芪

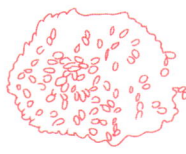

粳米

药 汤

乌豆汤

材料 乌豆(炒去皮)45克,茯神30克,琥珀3克。

制法 琥珀研细末备用,加水浓煎乌豆茯神汤,去渣取汁。

服法 琥珀末每次3克,乌豆茯神汤送服。

功效 补气血。适用于产后气虚之恶露不净。

党参益母草汤

材料 党参 15 克，益母草 60 克，红糖适量。

制法 上药加水适量煎煮，去渣取汁，入红糖调味。

服法 每日 1 剂，分 2 次服。

功效 补气活血。适用于产后气虚血瘀所致恶露不净。

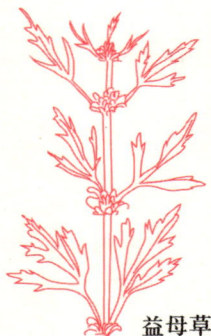
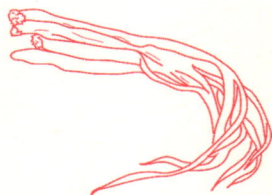

益母草　　　　　　　党参

益母草汤

材料 益母草 30 克，红糖适量。

制法 益母草加水适量煎煮，去渣取汁，入红糖调味即成。

服法 每日 1 剂，分 2 次服。

功效 活血化瘀，祛瘀生新。适用于产后血瘀所致恶露不净。

马齿苋汤

材料 马齿苋 30 克。

制法 上药加水适量煎煮，去渣取汁。

服法 每日 1 剂，分 2 次服。

功效　凉血止血。适用于产后血热所致恶露不净。

棕榈地榆炭汤

材料　棕榈 24 克，地榆炭 15 克。

制法　上药加水适量煎煮，去渣取汁。

服法　每日 1 剂，分 2 次服。

功效　凉血止血。适用于产后恶露不净，色红质稠者。

保 健 菜 肴

益母草红糖蛋

材料　益母草 30 克，鸡蛋 2 个，红糖 50 克。

制法　将益母草装入纱布袋中，扎紧口，置砂锅中，加清
　　　水适量，武火煎煮 20 分钟，打入鸡蛋。加红糖，改
　　　文火煨 40 分钟。

服法　吃蛋，饮汤，每日 1 ~ 2 剂。

功效　活血化瘀，养血补气。适用于产后瘀血内阻及气血
　　　虚弱所致恶露不净。

三七藕汁羹

材料　三七粉 5 克，鸡蛋 2 个，鲜藕汁、陈年老酒各 50 毫升。

制法　将鸡蛋壳洗净，打入碗中，倒入陈年老酒、鲜藕汁
　　　及三七粉，一同打散成浆。放蒸笼上，武火蒸熟即可。

服法　吃蛋羹，每日 1 ~ 2 次。

功效 活血化瘀，通经止血，行气止痛。适用于产后瘀血内阻所致产后恶露不净。

🍲 归芪红糖蛋

材料 当归15克，黄芪、红糖各30克，鸡蛋2枚。

制法 将鸡蛋洗净，然后将全部用料置瓦罐内，加清水适量，武火煮沸，撇去浮沫，加红糖，改文火煮20分钟，将鸡蛋壳敲碎，使药液进入蛋内，再文火煨40分钟即可。

服法 饮汤食鸡蛋。

功效 益气补血，活血化瘀。适用于产后气血两虚之恶露不净。

黄芪　　　　　　　当归

🍲 人参蒸乌鸡

材料 人参10克，乌骨鸡1只，食盐少许。

制法 将乌骨鸡宰杀，去毛及内脏洗净；人参浸软切片，装入鸡腹中，鸡放入砂锅内，加食盐，隔水炖煮至鸡烂熟。

服法 食肉饮汤，每日3～5次。

功效 益气摄血。适用于产后气虚恶露不净。

🍲 苏木煲鸭蛋

材料　苏木 12 克，青壳鸭蛋 2 个。

制法　先将鸭蛋洗净，连壳煮熟，去壳，放入砂锅内，再加入苏木同煮，约煮 30 分钟即可。

服法　饮汤，吃蛋，连服 5 日。

功效　活血祛瘀。适用于产后瘀血内阻所致恶露不净。

🍲 荠菜马苋汤

材料　荠菜花（或荠菜）、马齿苋各 60 克，白糖适量。

制法　将前 2 味药加水煎，去渣取汁，加入白糖调味。

服法　每日 1 剂，分 2 次服。

功效　凉血止血。适用于产后血热妄行所致恶露不净。

🍲 旱莲茅根炖肉

材料　墨旱莲 30 克，白茅根 30 克，猪瘦肉 60 克。

制法　将墨旱莲、白茅根洗净，水煎，去渣取汁，加入猪瘦肉，用水 3 碗煎至 1 碗，放适量调味品即可。

服法　分 3 次食，连服 6 日。

功效　滋阴清热，凉血止血。适用于产后阴虚内热所致恶露不净。

药浴疗法

法一

组方　桂枝、川椒、麻黄各 30 克。

用法 将上药放入锅中，加入清水适量，浸泡5～10分钟，水煎取汁，放入浴盆中，先熏双足心，待温度适宜时足浴，每日2～3次，每次10～30分钟，每日1剂，连续3～5日。

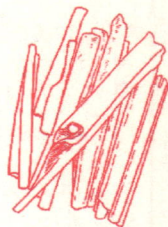

桂枝

法二

组方 益母草30克，蒲黄15克。

用法 将上药放入锅中，加入清水适量，浸泡5～10分钟，水煎取汁，放入浴盆中，先熏双足心，待温度适宜时足浴，每日2～3次，每次10～30分钟，每日1剂，连续3～5日。

患者须知

一、病因

　　产后恶露不净是因产妇体质虚弱，正气不足，产时失血耗气，正气愈虚；或因操劳过早，劳倦伤脾，气虚下陷，以至于冲任不固，不能摄血，而致恶露不净；或因产妇平素阴虚，加之产时失血，阴液更亏，营阴耗损，而致阴虚内热；或感受热邪，肝郁化热，导致热扰冲任，迫血下行，恶露不止；或因产后脉络空虚，寒邪趁虚而入，与血相搏，瘀血内阻，冲任失畅，血不归经，以致恶露淋漓日久不止。

二、症状

产后 3 周以上阴道仍有少量出血。

三、诊断

妇科检查可确诊子宫复旧不全，或子宫轻度感染，或胎盘、胎膜残留。以排除绒癌及恶性葡萄胎。

主编提示

产后恶露不净应如何预防及调养？

1. 卧床休息，采取半卧位，以利恶露排泄。

2. 要注意保暖，尤注意腹部保暖，避免直接吹风，以防外邪趁虚而入。

3. 多用环形方向按摩腹部子宫位置，让恶露能够顺利排出。

4. 每天用温水清洗阴部，以保持会阴部清洁干燥。

5. 产褥期禁止性生活，禁止盆浴，避免或减少感染机会。

产后子宫复旧不全

　　在产妇分娩以后，膨大的子宫就要日渐回缩，约需 6 周的时间，方能恢复到接近妊娠前的大小；同时，子宫腔内由于胎盘剥离而形成的创伤面也在逐渐缩小，大约经过 6～8 周，创面便完全修复，子宫内膜也恢复到孕前的状态。分娩后由于子宫肌肉的收缩作用，使子宫体积明显缩小，一般在产后 5～6 周时可恢复到怀孕以前状态。这个过程叫子宫复旧。当复旧功能受到阻碍时，会发生子宫复旧不全。子宫复旧不全是指产后子宫恢复不良，产后恶露超过 20 日以上仍淋漓不尽。本病相当于中医学"恶露不绝"等范畴。

卵巢
乙状结肠
子宫
阴道穹窿
子宫颈
直肠
肛门
输卵管
膀胱
耻骨
阴蒂
尿道
阴道

中 药 方 剂

保阴煎

材料　生地黄 15 克，白芍、川断、黄芩、黄柏、阿胶（烊化，兑服）、丹皮各 9 克，淮山药、旱莲草、海螵蛸、女贞子各 12 克，生甘草 3 克。

制法　上药共加水 1000 毫升左右，将药浸泡 20 分钟后用武火煮沸，再以文火煎煮 40 分钟左右，取汁。药渣再加水 500 毫升，煎法同上。将两次药汁合并。

服法　每日 1 剂，早晚各 1 次，温热口服。

功效　养阴清热。适用于阴虚型产后子宫复旧不全。

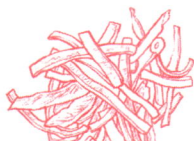

川断　　　　　黄柏

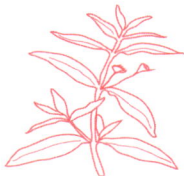

旱莲草　　　女贞子　　　生地黄

圣愈汤

材料　党参 15 克，炙黄芪 12 克，熟地黄、炒白芍、阿胶（烊化，兑服）各 10 克，当归 4 克，川芎 3 克，仙鹤草 20 克。

制法　上药共加水 1000 毫升左右，将药浸泡 20 分钟后用武火煮沸，再以文火煎煮 40 分钟左右，取汁。药渣再加水 500 毫升，煎法同上。将两次药汁合并。

服法 每日 1 剂，早晚各 1 次，温热口服。

功效 补气固冲止血。适用于气虚型产后子宫复旧不全。

银翘红酱解毒汤

材料 金银花、红藤各 15 克，连翘、炒栀子、赤芍、延胡索、川楝子各 10 克，败酱草 12 克，薏苡仁 20 克，丹皮、桃仁各 8 克，制乳香、没药各 3 克。

制法 上药共加水 1000 毫升左右，将药浸泡 20 分钟后用武火煮沸，再以文火煎煮 40 分钟左右，取汁。药渣再加水 500 毫升，煎法同上。将两次药汁合并。

服法 每日 1 剂，早晚各 1 次，温热口服。

功效 清热化湿，活血祛瘀。适用于产后子宫复旧不全。

生化汤合失笑散

材料 当归、桃仁各 8 克，川芎 5 克，炮姜 4 克，炙甘草 6 克，五灵脂（包煎）、蒲黄（分次冲服）各 10 克。

制法 上药共加水 1000 毫升左右，将药浸泡 20 分钟后用武火煮沸，再以文火煎煮 40 分钟左右，取汁。药渣再加水 500 毫升，煎法同上。将两次药汁合并。

服法 每日 1 剂，早晚各 1 次，温热口服。

功效 活血化瘀。适用于血瘀型产后子宫复旧不全。

🍲 三地汤

材料　生地黄、地骨皮、地榆各 15 克。

制法　将上药加水适量煎煮，去渣取汁。

服法　每日 1 剂，分 2 次服。

功效　清热凉血，退虚热。适用于产后血热所致子宫复旧不全，症见恶露过期不尽而量多，色深红等。

药　茶

☕ 艾叶桃仁红花茶

材料　艾叶 15 克，桃仁 6 克，红花 10 克，蜂蜜 20 克。

制法　将艾叶、桃仁、红花分别择洗干净，桃仁切碎，与艾叶、红花同放入砂锅，加水浸没艾叶、红花，煎煮 30 分钟，用洁净纱布过滤，滤汁盛入容器，趁温热加入蜂蜜，拌匀即成。

服法　分早晚 2 次代茶饮。

功效　活血祛瘀，止血。适用于血瘀引起的产后子宫复旧不全。

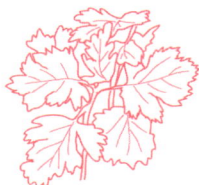

艾叶　　　　桃仁

☕赤豆冬瓜皮茶

材料　赤小豆 20 克，冬瓜皮 10 克。

制法　将赤小豆、冬瓜皮洗净，水煎成 500 毫升。

服法　代茶饮，频服。连服 5 日。

功效　清热凉血止血。适用于血热所致的子宫复旧不全。

☕山楂红糖茶

材料　山楂肉、红糖各适量。

制法　上药水煎。

服法　代茶饮，每日 1 剂。

功效　活血祛瘀，收敛镇痛，行气导滞。适用于产后子宫复旧不全。

☕山楂薏苡仁茶

材料　薏苡仁 30 克，山楂 15 克，车前草 9 克，红糖适量。

制法　水煎取汁。

服法　每日 1 剂，分 2 次代茶饮，连服 4 ~ 5 日。

功效　清热凉血，活血祛瘀，燥湿健脾。适用于产后子宫复旧不全。

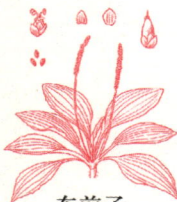

车前子

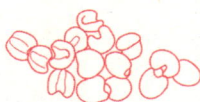

薏苡仁

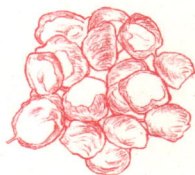

山楂

山楂当归茶

材料　山楂 30 克，当归 15 克，红糖 20 克。

制法　水煎取汁。

服法　代茶饮。

功效　活血祛瘀，行气止痛。适用于产后子宫复旧不全。

山楂泽兰益母草茶

材料　焦山楂 15 克，泽兰 5 克，益母草 10 克，红糖适量。

制法　水煎取汁。

服法　每日 1 剂，饭前分 2 次代茶饮，至恶露尽为止。

功效　活血祛瘀，生新血，行气止痛。适用于产后子宫复旧不全。

药　粥

参芪胶艾粥

材料　黄芪、党参各 15 克，升麻 3 克，鹿角胶、艾叶各 6～10 克，当归、白糖各 10 克，粳米 100 克。

制法　将党参、黄芪、艾叶、升麻、当归入砂锅，加水煎煮，取汁去渣，加入粳米、鹿角胶、白糖煮成粥。

服法　每日 1 剂，上、下午温热食。

功效　补气摄血。适用于气虚失摄之产后子宫复旧不全。

🍲 山楂粥

材料　山楂 30 克，粳米 60 克。

制法　将山楂水煎至熟烂取汁，加入洗净的粳米，煮成稀粥。

服法　早晚分 2 次服用。

功效　活血化瘀，行气导滞。适用于产后子宫复旧不全。

山楂

粳米

🍲 大麦仁莲子粥

材料　大麦仁 50 克，莲子粉 50 克。

制法　将淘洗干净的大麦仁煮粥，临熟时加莲子粉调匀，稍煮即成。

服法　早晚 2 次温热空腹食用。

功效　补气摄血。适用于气虚型产后子宫复旧不全。

🍲 益母草粥

材料　益母草 30 克，粳米 100 克，红糖 20 克。

制法　将益母草拣杂，切成碎小段，放入砂锅，加水 500 毫升浓煎 2 次，每次 30 分钟，合并 2 次滤汁，再浓缩至 100 毫升，备用。粳米淘洗干净，放入砂锅，加水煮成稠粥，粥将成时，加入益母草浓缩汁，加红糖拌匀，再煮至沸，即成。

服法　早晚 2 次分服。

功效　活血祛瘀，利水消肿，清热解毒。适用于产后子宫复旧不全。

参芪白术粥

材料　党参 10 克，黄芪 15 克，白术 18 克，粳米 100 克。

制法　将以上前 3 味加水煎汁，去渣后与淘洗干净的粳米一同煮粥。

服法　每日分数次食用。

功效　补气摄血。适用于气虚型产后子宫复旧不全。

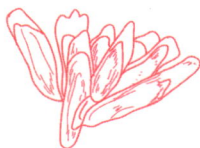

黄芪　　　　　　　党参　　　　　　　白术

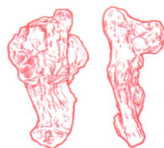

白参莲子大枣粥

材料　白参 3 克，莲子 50 克，大枣 10 枚，糯米 50 克。

制法　将人参拣杂，洗净，晒干或烘干，研成极细末，备用。将莲子、大枣分别拣杂，洗净后放入砂锅，加适量水，中火煮至莲肉酥烂，放入淘洗干净的糯米，煮沸，改用文火煮至黏稠粥，粥将成时调入人参细末，拌和均匀，即成。

服法　早晚 2 次分服，吃粥，嚼食莲子、大枣。

功效　补气健脾，摄血固冲。适用于气虚引起的产后子宫
　　　复旧不全。

药　汤

🍲 鸡冠花藕羹

材料　鸡冠花（鲜品）30 克，鲜藕 100 克，红糖 20 克。

制法　将鲜藕洗干净，切碎，绞压取汁，过滤备用。将鸡
　　　冠花择洗干净，切碎，放入砂锅，加水煎 2 次，每
　　　次 30 分钟，合并 2 次滤汁，与鲜藕汁混和均匀，入锅，
　　　加红糖，微火煮沸，用湿淀粉勾兑成羹。

服法　早晚餐分 2 次食用。

功效　活血祛瘀，止血。适用于血瘀引起的产后子宫复旧
　　　不全。

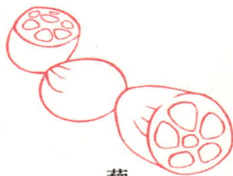

鸡冠花　　　　　　　　藕

🍲 荠菜马齿苋猪肉汤

材料　荠菜花（或荠菜）、马齿苋各 60 克，猪瘦肉 200 克，
　　　精盐适量。

制法 将上2味加水煎，取汁去渣，与洗净切块的猪瘦肉一同炖汤，加精盐。

服法 每日1剂，分2次服。

功效 凉血止血。适用于血热妄行所致的产后子宫复旧不全。

赤豆荸荠羹

材料 赤小豆50克，鲜荸荠100克，白糖20克。

制法 将鲜荸荠拣杂，放入水中浸泡片刻，削去荸荠外皮及荠眼，洗净，剖开，切成小丁，备用。将赤小豆淘洗干净，放入砂锅，加水浸泡片刻，武火煮沸后，改用文火煮至赤小豆酥烂、汤汁稠浓时，加入荸荠丁及白糖拌匀，煮成羹。

服法 早晚餐分2次食用。

功效 养阴，清热，止血。适用于血热引起的产后子宫复旧不全。

郁金二丹黄鳝汤

材料 郁金12克，牡丹皮15克，丹参15克，活黄鳝3条（重约150克），生姜15克，大枣15克。

制法 将黄鳝削去肠杂，洗净斩块；其余用料洗净，大枣去核，生姜拍烂。将全部用料放入锅内，加清水适量，文火煮2~3小时，加精盐调味。

服法 饮汤吃肉，一天之内服完。

功效 疏肝泻热，活血止血。适用于产后子宫复旧不全。

黄芪益母汤

材料 黄芪 15 ~ 30 克，益母草 30 ~ 60 克，红糖适量。

制法 将上药加水适量煎煮，去渣取汁，入红糖调味。

服法 每日 1 剂，分 2 次服。

功效 益气摄血，活血化瘀。用于产后子宫复旧不全。

参胶猪红汤

材料 人参 10 克，阿胶 6 克，新鲜猪血 150 克，料酒、生姜、食盐各适量。

制法 将人参浸软切片，猪红切块，阿胶打碎，一并放入锅中，再入生姜片、料酒、食盐同炖至熟。

服法 吃猪血喝汤，温热食。

功效 补气养血止血。用于产后气血亏虚所致子宫复旧不全。

干地黄沙麦龟肉汤

材料 干地黄 15 克，沙参 15 克，麦冬 15 克，活乌龟 1 只（重约 500 克）。

制法 将乌龟用开水烫，使其排尿，去内脏、头、爪，洗净，取龟肉、龟壳，斩块；其余用料洗净。将全部用料放入锅内，加清水适量，武火煮沸后，改文火再煮 3 小时，加精盐。

服法 饮汤吃肉。

功效 养阴，清热，止血。适用于产后子宫复旧不全。

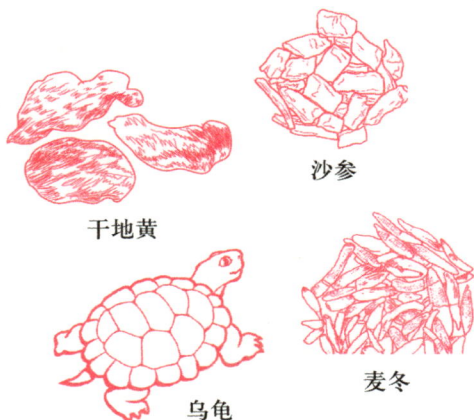

沙参

干地黄

乌龟

麦冬

🍲 生地黄旱莲汤

材料 生地黄、墨旱莲各 30 克。

制法 上药加水适量煎煮，去渣取汁。

服法 每日 1 剂，分 2 次服。

功效 清热凉血。适用于产后血热所致子宫复旧不全，症见恶露过期不尽而量多，色深红等。

🍲 参芪白术乌鸡汤

材料 党参 30 克，黄芪 30 克，白术 15 克，大枣 15 克，乌鸡肉 150 克，生姜 15 克。

制法 将鸡肉去油脂，洗净；其余用料洗净，生姜拍烂，大枣去核。将全部用料放入锅内，加清水适量，武火煮沸后，改文火再煮 2 小时，加精盐。

服法　早晚餐食用，一天之内服完。

功效　益气补虚。适用于产后子宫复旧不全。

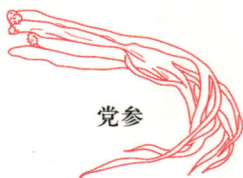

党参

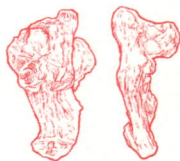

白术

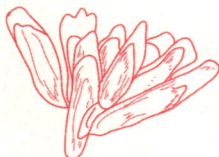

黄芪

乌鸡肉

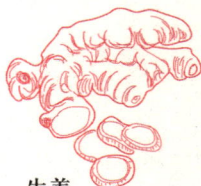

生姜

保健菜肴

旱莲茅根炖肉

材料　旱莲草 30 克，茅根 30 克，猪瘦肉 60 克。

制法　将旱莲草、茅根洗净，水煎，去渣取汁，加入猪瘦肉，用水 3 碗煎至 1 碗。

服法　分 3 次食用，连服 6 日。

功效　滋阴清热，凉血止血。适用于阴虚内热所致的子宫复旧不全。

🍲 归芪蛋

材料　当归 15 克，黄芪 15 克，红糖 30 克，鸡蛋 2 枚。

制法　将当归、黄芪分别拣杂洗干净，晒干或烘干，切片，放入纱布袋，扎紧袋口，放入砂锅，加 1000 毫升水，煎煮 40 分钟。取出药袋，滤尽药汁，用文火煎熬至 500 毫升时，打入鸡蛋，并加红糖，继续煮至蛋熟即成。

服法　每日早餐时食用，食蛋饮汤。

功效　补气健脾，摄血固冲。适用于气虚引起的产后子宫复旧不全。

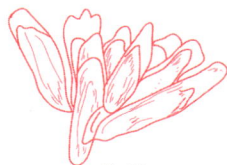

黄芪　　　　　　　　当归

🍲 香干马兰头

材料　鲜马兰头 500 克，卤制香干 3 块。

制法　将卤制香干用沸水冲洗一下，剖片后再纵切一刀，横切成细丝，备用。将新鲜马兰头拣杂，洗干净，入沸水锅焯烫至刚泛翠绿断生，迅速捞出，放入凉开水中过凉，控水后码放入盘碗中，匀铺卤制香干细丝，加精盐、味精、酱油、红糖、麻油等调料，拌和均匀即成。

服法　佐餐当菜，随意服食，吃马兰头，嚼食香干。

功效　养阴，清热，止血。适用于血热引起的产后子宫复旧不全。

🍲 白参乌骨鸡

材料 白参3克，乌骨鸡1只，水发香菇20克，水发玉兰片15克。

制法 将白参拣杂，洗净，晒干或烘干，切成饮片或研成细末，备用。将水发香菇、水发玉兰片分别拣洗干净，切成香菇丝、玉兰薄片，待用。将乌骨鸡宰杀，去毛、头骨及内脏，入沸水锅焯透，用凉水冲洗后，放入盘碗内，将香菇丝、玉兰薄片匀放在鸡身周边，加白参饮片或白参细末，浇入鸡汤，加葱花、生姜末、精盐、味精，将盘碗放入笼屉，上笼，大火汽蒸至鸡肉熟烂即成。

服法 佐餐为菜，吃鸡肉，饮汤汁，嚼食人参饮片、玉兰薄片、香菇丝。

功效 补气健脾，摄血固冲。适用于气虚引起的产后子宫复旧不全。

🍲 黄芪升麻大枣炖母鸡

材料 炙黄芪15克，升麻10克，大枣15枚，母鸡1只。

制法 将炙黄芪、升麻拣杂，洗净，切片后放入纱布袋中，扎紧袋口，备用。将大枣拣洗干净，放入温水中浸泡片刻，去核，待用。母鸡宰杀后去毛及内脏，洗净，入沸水锅焯烫3分钟，捞出，冲洗净。将黄芪、升麻药袋及大枣塞进鸡腹，放入砂锅，加足量水，武火煮沸，烹入黄酒，改用文火煨煮40分钟，取出药袋，滤尽药汁，加葱花、生姜末，继续用文火煨炖至鸡肉酥烂，加精盐、味精，拌和均匀，淋入麻油即成。

服法 佐餐当菜，随意服食，吃鸡肉，饮汤汁。

功效 补气健脾，摄血固冲。适用于气虚引起的产后子宫复旧不全。

炙黄芪　　　　　　　　大枣

🍲 芪归益母鸡

材料 炙黄芪、当归、大枣、益母草各30克，小母鸡1只，黄酒100毫升，精盐、生姜各适量。

制法 将黄芪、当归、大枣、益母草洗净，装入纱布袋内，扎紧口。活杀小母鸡，去毛、血、内脏，洗净，置沸水中烫2分钟，捞起，切块。再将药袋放入大砂锅内，加清水适量，武火煮20分钟，加入鸡块，继续用武火煮20分钟，撇去浮沫。加黄酒、精盐、生姜，改文火再煨40分钟，起锅后拣去药袋。

服法 喝汤，吃鸡肉，佐餐食用。每日3次。

功效 益气补血，化瘀止痛。适用于气血两虚型产后子宫复旧不全。

患 者 须 知

一、病因

产后子宫修复不全主要是冲任为病，气血运行失常所致。因冲为血海，任主胞胎，恶露为血所化，而血源于脏腑，注于冲任，若脏腑受病，冲任不固，则可导致恶露不净。其病因有：

1.气虚

素体气虚，或产时失血耗气，正气益虚，冲任失固，不能摄血。

2.血瘀

产时或产后受寒，寒与血搏结而成瘀；或分娩时受到创伤，恶血内留，致新血不能循经。

3.阴虚

素体阴血不足，复因产时失血，营阴亏耗，虚热内炽，胞脉受损。

4.湿热

产后胞宫空虚，湿热邪毒乘虚而入，胞脉受损。

二、症状

本病可以分为几种类型，症状如下：

1.气虚

恶露淋漓不断，量多色淡，质稀无臭，面色㿠白，精神倦怠，小腹空坠。舌淡苔薄，脉缓弱。

2.血瘀

恶露淋漓，过期不止，色紫黑，有块，小腹疼痛拒按。

舌质正常，或舌边紫黯，边尖有瘀点，脉涩。

3.阴虚

恶露淋漓日久，量少色红，五心烦热，口干咽燥。舌红苔薄黄，脉细数。

4.湿热

恶露不止，量或多或少，质稠黏，或有血块，有臭气，小腹与腰骶部胀痛拒按。舌质红，苔白腻或黄腻，脉濡数。

三、诊断

（1）产后3周以上阴道仍有少量出血。

（2）妇科检查可确诊子宫复旧不全，或子宫轻度感染，或胎盘、胎膜残留。应排除绒癌和恶性葡萄胎。

主编提示

子宫复旧不全应如何预防？

1.在妊娠期间，应重视能够增强孕妇体质的一切措施。

2.临产后，必须正确处理胎盘及胎膜的娩出，应认真仔细检查娩出的胎盘胎膜是否完整，并注意检查胎盘胎儿面边缘有无断裂血管，以便能够及时发现副胎盘。

3.嘱产妇避免长时间仰卧位，并鼓励产妇早期下床活动。若确诊为子宫后倾后屈位，每天应行胸膝卧位2次，每次15～20分钟予以纠正。

4.应加强分娩及产褥期护理，尽可能预防子宫复旧不全的发生。

产后自汗、盗汗

　　产妇于产后 2～3 日内出汗较多，为正常现象，其后应逐渐减少而止。若产妇产后出汗过多，或出汗时间过长而不能自止，且动则加剧，并出现面色发白，气短懒言，语声低快，倦怠乏力，舌淡，苔薄，脉虚弱等症状者，称为产后自汗。产妇睡后汗出湿衣，醒来即止，则为产后盗汗，常与阴虚内热有关。

中药方剂

🍲 生脉散

材料　太子参 20 克，麦冬 15 克，五味子 9 克，生牡蛎 30 克（先煎），当归 9 克，炒白芍 15 克，黄芩 9 克，知母 10 克，瘪桃干 10 克，浮小麦 30 克。

制法　上药共加水 1000 毫升左右，将药浸泡 20 分钟后用武火煮沸，再以文火煎煮 40 分钟左右，取汁。药渣再加水 500 毫升，煎法同上。将两次药汁合并。

服法　每日 1 剂，早晚各 1 次，温热口服。

功效　滋阴生津，益气敛汗。适用于阴虚型产后盗汗。

🍲 黄芪玉屏风散

材料 黄芪 20 克，白术 15 克，防风 9 克，牡蛎 30 克（先煎），大枣 10 枚，煅龙骨 18 克，熟地黄 12 克，当归 12 克，升麻 6 克，六曲 12 克。

制法 上药共加水 1000 毫升左右，将药浸泡 20 分钟后用武火煮沸，再以文火煎煮 40 分钟左右，取汁。药渣再加水 500 毫升，煎法同上。将两次药汁合并。

服法 每日 1 剂，早晚各 1 次，温热口服。

功效 补气固表，和营止汗。适用于气虚型产后自汗。

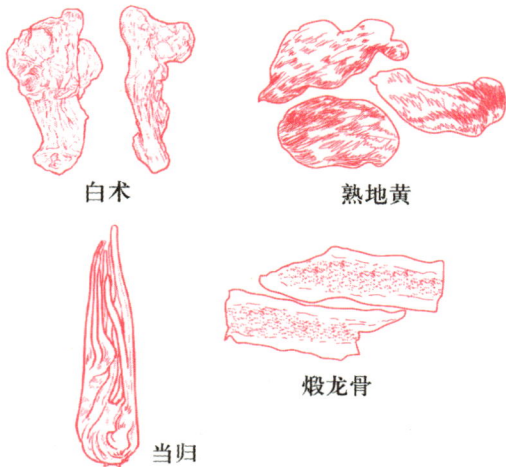

白术

熟地黄

煅龙骨

当归

药 茶

🍵 糯稻根大枣茶

材料 糯稻根 50 克，大枣 50 克。

制法　以上 2 味加水煎汤。

服法　代茶频饮，每日 1 剂，连服 4 ~ 5 日。

功效　敛汗止汗。适用于产后汗出。

乌梅玉米心茶

材料　玉米心 30 克，乌梅 5 克，红糖适量。

制法　将玉米心切碎，与乌梅一并水煎取汁，加红糖调味。

服法　代茶频饮。

功效　益气生津，敛阴止汗。适用于产后自汗、盗汗。

玉米心

乌梅

盗汗茶

材料　黑豆衣、生黄芪、浮小麦各 9 克，大枣 7 枚。

制法　将上药煎汤，取汁去渣。

服法　代茶饮，每日 1 剂，分 2 次服用。

功效　益气敛汗，调和营卫。适用于产后自汗、盗汗。

产后止汗茶

材料　糯稻根、浮小麦各 30 克，煅牡蛎 20 克，黄芪 15 克。

制法　水煎取汁。

服法　代茶饮，1 次温服。

功效　养心益胃，固表止汗。适用于产后自汗、盗汗。

🍵 山萸肉茶

材料　山萸肉 20 克，地骨皮 3 克，黄芪 3 克，红糖适量。

制法　上述 3 味共为粗末，置茶杯中用沸水冲泡闷 15 分钟，加红糖适量调味，代茶饮用；也可用水煎，取汁去渣。

服法　代茶饮，每日 1 剂，连服 5 日。

功效　滋阴清热，生津止渴，补虚敛汗。适用于阴虚型产后盗汗。

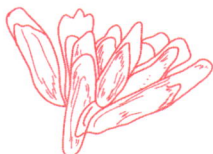

山萸肉　　　地骨皮　　　黄芪

🍵 甘蔗叶浮小麦茶

材料　甘蔗叶 100 克，浮小麦 30 克。

制法　将甘蔗叶洗净，切碎放入砂锅中，浮小麦用文火炒黄放入甘蔗叶锅中，加水适量，煎沸 15～20 分钟，去渣取汁。

服法　代茶饮。

功效　清热养阴，生津止汗。适用于阴虚型产后盗汗。

药　粥

玉屏风粥

材料　黄芪 15～30 克，白术 12 克，防风 6 克，粳米 100 克，红糖适量。

制法　将上述 3 味中药加水煎煮，去渣取汁，再加入粳米一并煮粥，加红糖少许即可。

服法　早晚温热食用。

功效　益气健脾，固表止汗。适用于气虚型产后自汗。

黑豆小麦粥

材料　黑豆、浮小麦各 30 克，粳米 100 克，大枣 5 枚。

制法　将黑豆、浮小麦洗净后加水煮熟，捞去黑豆、小麦。取汁与粳米、大枣同煮成粥。或将浮小麦、黑豆、枣、粳米同煮成粥。

服法　每日 2～3 次，温热食用。

功效　滋阴止汗。适用于阴虚型产后盗汗。

生脉粥

材料　人参 6 克（或党参 15 克），麦冬 15 克，五味子 6 克，粳米 100 克，红糖适量。

制法　将人参（或党参）、麦冬、五味子加适量水煎煮，取汁去渣，再加入粳米及适量水，共煮成粥，入红糖调味。

服法 每日 1 剂，分 2 次温热食用。

功效 养阴益气，生津敛汗。适用于产后气阴两虚之产后自汗、盗汗。

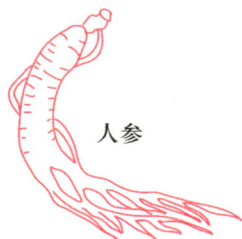

人参

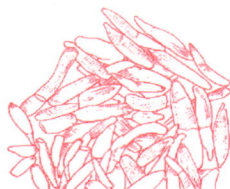

麦冬

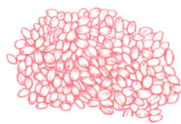

五味子

黄芪牛肉粥

材料 浮小麦、生黄芪各 30 克，牛肉、粳米各 100 克，大枣 10 枚，山药 15 克，精盐、生姜各适量。

制法 将黄芪、山药、浮小麦、大枣放入砂锅内，加水适量，煮 30 分钟捞出渣。取药汁加入粳米煮成稀粥，再放入牛肉片、精盐、生姜，煮至肉熟即可。

服法 每日 1 剂，分 2 次温热食用。

功效 益气固表，调和营卫，止汗。适用于产后自汗、盗汗。

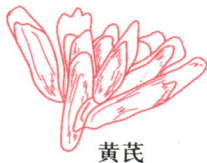

黄芪

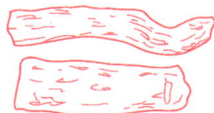

山药

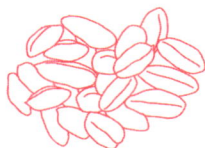

浮小麦

二地黄肉粥

材料 生地黄、熟地黄、山萸肉各 15～20 克，粳米 100 克，红糖适量。

制法　将生地黄、熟地黄、山萸肉洗净水煎，去渣。取药汁与粳米煮粥，待粥将成时，加入红糖稍煮即可。

服法　每日1～2次，温热食用。

功效　滋阴补肾，敛汗。适用于阴虚型产后盗汗。

药　汤

参芪鸽肉汤

材料　党参、黄芪各20克，山药30克，净白鸽1只，精盐、调料各适量。

制法　将白鸽肉切块放砂锅中，加党参、黄芪、山药、精盐、调料和水适量，文火炖煮50分钟，肉熟烂即成。

服法　饮汤，食肉。隔日1次，连用10日。

功效　益气健脾，补中和胃。适用于气虚型产后自汗。

黄芪　　山药　　党参

黄芪黑豆羊肚汤

材料　黄芪、黑豆各50克，羊肚1只，调料各适量。

制法　将羊肚用精盐搓去内壁附着物，洗净，切成小块，放入砂锅中，加入黄芪、黑豆、调料等，用文火炖煮，至肚熟烂即可。

服法 分数次佐餐食用。

功效 益气，止汗，敛阴。适用于气虚型产后自汗。

🍲 知母麦地甲鱼汤

材料 知母 24 克，麦冬 15 克，干地黄 30 克，浮小麦 30 克，活甲鱼 1 只（重约 500 克），大枣 15 克，生姜 15 克。

制法 将甲鱼宰杀，去肠杂，洗净斩块，并用开水拖去血水。其余用料洗净；大枣去核，清水浸泡 30 分钟；生姜拍烂。将全部用料放入锅内，加清水适量，文火煮 2 ~ 2.5 小时，加精盐调味。

服法 饮汤吃肉，一天之内服完。

功效 滋阴清热除蒸。适用于阴虚型产后盗汗。

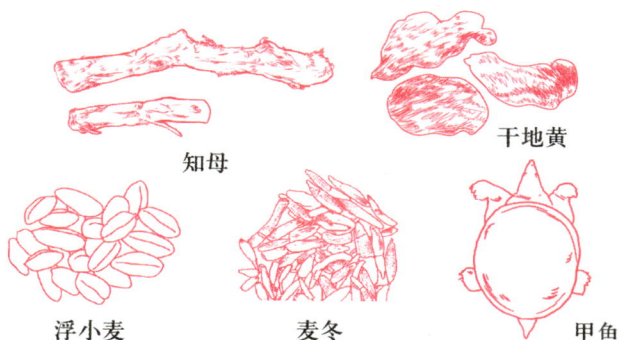

知母

干地黄

浮小麦

麦冬

甲鱼

🍲 黄芪防风牛肉汤

材料 黄芪 30 克，防风 15 克，大枣 15 克，牛肉 100 克。

制法 将牛肉去筋膜，洗净切块；其余用料洗净；大枣去核，用清水浸泡 30 分钟。将全部用料放入锅内，加清水适量，文火煮 2 小时，加精盐调味。

服法 佐餐食用，一天之内服完。

功效 补气固表，和营止汗。适用于气虚型产后自汗。

芡实泥鳅汤

材料 泥鳅鱼 200 克，猪瘦肉 100 克，芡实 20 克，白术 6 克，黄芪 12 克。

制法 芡实、白术、黄芪洗净；猪瘦肉洗净，切片；泥鳅鱼洗净，去鳃、内脏，起油锅，下泥鳅鱼煎至微黄，备用。把芡实、白术、黄芪、猪瘦肉放入锅，加清水适量，武火煮沸后，文火煮 1 小时。然后下泥鳅鱼，再煮 20 分钟，调味即可。

服法 随量饮用。

功效 补脾益气，固表止汗。适用于气虚型产后自汗。

保健菜肴

酿羊肚

材料 羊肚 1 个，糯米 60 克，大枣 5 枚。

制法 羊肚洗净；糯米用水浸透。把糯米与大枣同放羊肚内，缝好口，放盆内隔水炖熟。食时切开羊肚，调好味。

服法 佐餐食用。

功效 补益脾肺，固表止汗。适用于气虚型产后自汗。

川贝母甲鱼

材料 甲鱼 1 只，川贝母 5 克，鲜鸡汤 1000 毫升，精盐、黄酒、花椒、生姜、葱各适量。

制法 将甲鱼切块，放蒸钵中，加入贝母、精盐、黄酒、花椒、生姜、葱，上笼蒸 1 小时。

服法 趁热佐餐食用。

功效 养阴清热。适用于阴虚型产后盗汗。

贻贝浮小麦煲

材料 贻贝、浮小麦等份。

制法 将贻贝、浮小麦洗净，放入砂锅中同煮至贻贝熟烂。

服法 佐餐食用。

功效 滋阴补血敛汗。适用于阴虚型产后盗汗。

蒸鳝鱼猪肉

材料 黄鳝 250 克，猪肉 100 克，调料适量。

制法 剖黄鳝，洗净，与猪肉均切成片，同放碗中，加精盐、酱油、黄酒、葱、生姜拌匀，上笼蒸熟。

服法 早晚餐温热食用。

功效 益气补血。适用于气血亏虚之产后自汗、盗汗。

药浴疗法

法一

组方 生黄芪、生牡蛎、生地黄各30克，知母、黄芩各10克。

用法 取上药加3000毫升水，煎取药汁，趁热熏蒸涌泉、神阙。待药液温度适中后用纱布蘸药液洗肺俞、心俞及神阙穴，每次洗10分钟，每日1次。

知母　　　　生地黄　　　　黄芩

法二

组方 麦冬、艾叶各30克，五味子50克，黄柏40克。

用法 取上药加水煎煮1桶，沐浴全身或泡浴，3～4日1次。

患者须知

一、病因

产后自汗盗汗主要是由于产妇素体虚弱，产时气血耗伤太多，肺气益虚，卫阳不固，腠理不密，导致自汗不止。或因素体阴虚，产时失血，阴血益亏，阴虚内热，迫汗外泄。

二、症状

本病可以分为几种类型，症状如下：

1.气虚自汗

产后出汗较多，不能自止，动则加剧，时或恶风，面色㿠白，气短懒言，语声低怯，倦怠乏力。舌淡苔薄，脉虚弱。

2.阴虚盗汗

产后睡中出汗，醒来自止，面色潮红，头晕耳鸣，口燥咽干，渴不思饮，或有五心烦热，午后较甚，腰膝疲软。舌嫩红，少苔或无苔，脉细数无力。

三、诊断

（1）产后自汗系白昼汗多，动则尤甚，持续多日不止。

（2）产后数日内，微有汗出，不属产后自汗范围。

（3）产后自汗应和产后中暑、产后发热等所致汗出相鉴别。

（4）产后盗汗系入睡周身涔涔汗出，醒后汗即渐止。

主编提示

应如何做好产后自汗盗汗的预防保健工作？

1.加强体育锻炼，注意劳逸结合，避免思虑烦劳过度，保持精神愉快，少食辛辣厚味，是预防自汗盗汗的重要措施。

2.汗出时，应当避风寒，以防感冒。汗出后，应及时用干毛巾将汗擦干。

3.出汗多者，需经常更换内衣，并注意保持衣服、卧具干燥清洁。

产后发热

产后 1 ～ 2 日内，由于阴血骤虚，不能敛阳，阳气浮越于外，常有轻微的发热而无其他症状者，一般不作病论。如果产妇发热持续不退或者高热寒战，并伴有其他症状者，称为产后发热。

中药方剂

🍲 生化汤

材料 全当归 24 克，川芎 9 克，桃仁 9 克，炮姜 6 克，炙甘草 6 克，丹皮、丹参、益母草各 5 克。

制法 上药共加水 1000 毫升左右，将药浸泡 20 分钟后用武火煮沸，再以文火煎煮 40 分钟左右，取汁。药渣再加水 500 毫升，煎法同上。将两次药汁合并。

服法 每日 1 剂，早晚各 1 次，温热口服。

功效 活血化瘀。适用于血瘀型产后发热。

🍲 荆防四物汤

材料 荆芥 9 克，防风 6 克，川芎 6 克，当归 9 克，白芍 9 克，地黄 15 克。

制法　上药共加水 1000 毫升左右，将药浸泡 20 分钟后用武火煮沸，再以文火煎煮 40 分钟左右，取汁。药渣再加水 500 毫升，煎法同上。将两次药汁合并。

服法　每日 1 剂，早晚各 1 次，温热口服。

功效　养血祛风解表。适用于外感风寒型产后发热。

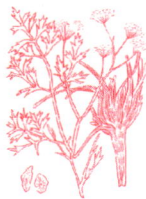

荆芥　　　　　防风

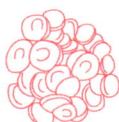

白芍

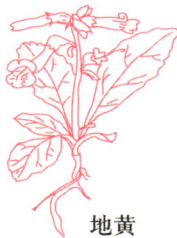

地黄

🍲 **解毒活血汤**

材料　连翘 6 克，葛根 6 克，柴胡 6 克，生地 15 克，赤芍 9 克，桃仁 24 克，红花 15 克，枳壳 3 克，甘草 6 克。

制法　上药共加水 1000 毫升左右，将药浸泡 20 分钟后用武火煮沸，再以文火煎煮 40 分钟左右，取汁。药渣再加水 500 毫升，煎法同上。将两次药汁合并。

服法　每日 1 剂，早晚各 1 次，温热口服。

功效　清热解毒，凉血化瘀。适用于感染邪毒型产后发热。

🍲 保和丸

材料 山楂 180 克，神曲 60 克，半夏 90 克，茯苓 90 克，
陈皮 30 克，连翘 30 克，莱菔子 30 克。

制法 上药共为末，水泛为丸。

服法 每日 2 次，每服 6～9 克，温水送下。水煎服亦可，
药量减为 1/10。

功效 健脾和胃，消导化滞。适用于食滞型产后发热。

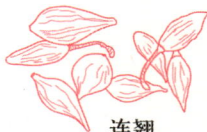

山楂　　　神曲　　　半夏

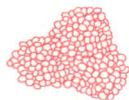

连翘　　　莱菔子

🍲 银翘散

材料 金银花 30 克，连翘 30 克，荆芥 12 克，淡豆豉 15 克，
薄荷 18 克，淡竹叶 12 克，牛蒡子 18 克，苦桔梗 18
克，生甘草 15 克，鲜芦根 30 克。

制法 上药共加水 1000 毫升左右，将药浸泡 20 分钟后用
武火煮沸，再以文火煎煮 40 分钟左右，取汁。药渣
再加水 500 毫升，煎法同上。将两次药汁合并。

服法 每日 1 剂，早晚各 1 次，温热口服。

功效 疏散风热，清热解表。适用于外感风热型产后发热。

八珍汤

材料 人参6克，白术9克，白茯苓9克，当归10克，川芎6克，白芍10克，熟地黄9克，炙甘草3克，生姜3克，大枣3枚。

制法 上药共加水1000毫升左右，将药浸泡20分钟后用武火煮沸，再以文火煎煮40分钟左右，取汁。药渣再加水500毫升，煎法同上。将两次药汁合并。

服法 每日1剂，早晚各1次，温热口服。

功效 养血益阴，清解虚热。适用于血虚型产后发热。

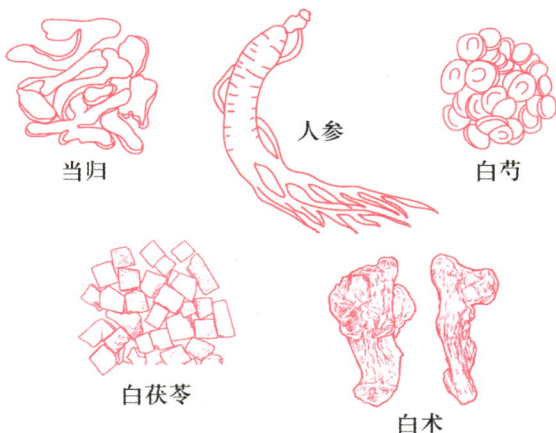

当归　人参　白芍

白茯苓　白术

药 茶

金银花薄荷芦根茶

材料 金银花 30 克，薄荷 10 克，芦根 60 克，红糖 30 克。

制法 金银花、芦根加水 500 毫升，煮 15 分钟，下薄荷煮沸 3 分钟，滤去渣，加红糖适量调匀。

服法 每日 3 ~ 4 次，温热饮。病愈即停。

功效 清热解毒。适用于外感风热型产后发热。

泽泻泽兰茶

材料 绿茶 1 克，泽泻、泽兰各 12 克，大枣 7 枚。

制法 同放入茶杯中，以刚烧沸的开水泡沏，盖浸 10 分钟后服饮。

服法 早、中、晚饭后随意喝，不宜空腹服用此茶。

功效 泄热利水，活血散瘀。适用于产后发热。

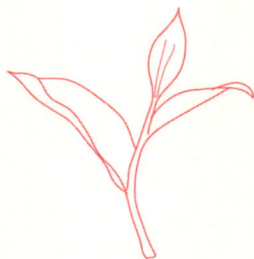

绿茶

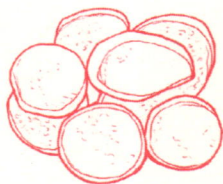

泽泻

五神茶

材料 荆芥、苏叶、生姜各 10 克，熟地黄 15 克，红糖适量。

制法 将荆芥、苏叶洗净，与熟地黄、生姜一起放入瓦锅内文火煎煮至沸，加红糖溶化即成。

服法 代茶饮，随量服。病愈即停。

功效 发汗解表。适用于外感风寒型产后发热。

金银花蒲公英茶

材料 金银花、蒲公英各 30 克，薄荷 10 克。

制法 将金银花、蒲公英一同加水 500 毫升煮 20 分钟，再加入薄荷煮 5 分钟，去渣取汁，加入白糖。

服法 代茶饮。每日 3 ~ 4 次，连服 3 日。

功效 清热解毒，凉血化瘀。适用于温热火毒之产后发热。

荆芥苏叶茶

材料 绿茶、荆芥、苏叶各 6 克，生姜 2 克（洗净切片），冰糖 25 克。

制法 将绿茶、荆芥、苏叶、生姜同放入锅中，加水约 500 毫升，文火煮沸约 5 分钟，取汁。其渣再加水复煎，两次共取药汤约 500 毫升，用双层纱布过滤，装入碗内；将冰糖加 50 毫升水煮沸溶化后加入药液内。

服法 趁热饮用。

功效 疏风散寒解表。适用于产后发热。

地丁败酱糖茶

材料 紫花地丁、蒲公英、败酱草各 30 克，红糖适量。

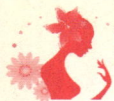

制法　前 3 味加水 500 毫升，煎取 400 毫升，加红糖适量。

服法　代茶饮，每次 200 毫升，每日 2 次。

功效　清热解毒，适用于产后感染发热。

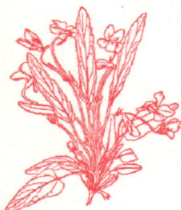

紫花地丁　　　蒲公英　　　败酱草

药　粥

桃仁粥

材料　桃仁 5 ~ 10 克，粳米 75 克，红糖适量。

制法　先把桃仁捣烂如泥，加水研汁，去渣。用汁同粳米煮为稀粥，入红糖调味。

服法　空腹温热食，每日 1 ~ 2 次。

功效　活血祛瘀。适用于血瘀之产后发热。

益母草汁粥

材料　鲜益母草汁 10 毫升，生姜汁 2 毫升，鲜生地汁、鲜藕汁各 40 毫升，蜂蜜 10 毫升，粳米 100 克。

制法　将洗净的粳米用适量清水煮粥，待米熟时，加入上述药汁及蜂蜜，煮成稀粥即成。

服法　每日 2 次，温食。病愈即停。

功效　清热凉血，解毒。适用于产后发热。

益母桃仁粥

材料　益母草 50 克，桃仁 10 克，粳米 100 克。

制法　桃仁去皮打碎，与益母草一起放入锅，加水 200 毫升煮 20 分钟煎汁。再取汁去渣，入粳米，加水煮成稀粥，加红糖服食。

服法　每日 1 次，连用 5 ~ 10 日。

功效　活血化瘀。适用于产后发热。

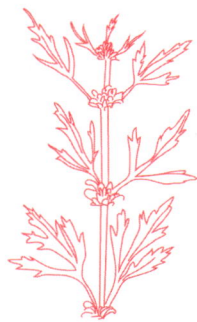

益母草

玉竹粥

材料　玉竹 15 ~ 20 克（鲜品用 30 ~ 60 克），粳米 100 克，红糖少许。

制法　将新鲜肥玉竹洗净，去掉根须，切碎煎浓汁后去渣；或用干玉竹煎汤，去渣。取汁与粳米加水适量煮为稀粥，粥熟后放入红糖，稍煮 1 ~ 2 沸即成。

服法　每日 2 次，温热食。

功效　滋阴清热，润肺生津。适用于产后阴虚所致低热不退，或高热后烦渴。

清营粥

材料　生地黄 15 ~ 30 克，竹叶卷心 6 克，金银花、水牛角末各 10 克，粳米 100 克。

制法　将生地黄、竹叶卷心、金银花、水牛角末放入砂锅中水煎，取汁去渣，放入洗净的粳米煮粥，待粥成后放入红糖适量调味。

服法　每日 2 ～ 3 次，温热食。

功效　清营泄热。适用于产后发热。

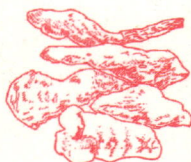

生地黄

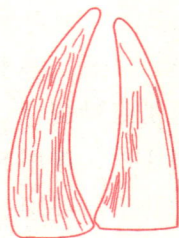

水牛角

🍲 荆芥粥

材料　荆芥 5 ～ 10 克，薄荷 3 ～ 5 克，淡豆豉 5 ～ 10 克，粳米 50 ～ 100 克，红糖适量。

制法　将荆芥、薄荷、淡豆豉煮沸 5 分钟（不宜久煮），取汁去渣。另将粳米洗净煮粥，待粥将熟时，加入药汁及红糖，同煮成粥。

服法　每日 2 次，温热食。病愈即停。

功效　发汗解表，清利咽喉，退热去烦。适用于产后伤风感冒。

药 汤

🍲 三妙鹌鹑汤

材料 肥嫩鹌鹑1只(重约100克),薏苡仁30克,黄柏12克,苍术6克,精盐适量。

制法 鹌鹑活宰,去毛、内脏,洗净;薏苡仁炒至微黄,去火气;黄柏、苍术洗净。把全部用料放入锅,加清水适量,用武火煮沸后,文火煲约2小时,汤成后,去药渣,加精盐。

服法 饮汤食肉。每日分2次服,隔2～3日煲1次。

功效 清热燥湿,利水。适用于湿热下注之产后发热。

🍲 蒲公英苡米瘦肉汤

材料 猪瘦肉250克,蒲公英、生薏苡仁各30克,精盐适量。

制法 蒲公英、生薏苡仁、猪瘦肉洗净,一起放入锅,加清水适量,武火煮沸后,改文火煲1～2小时,加精盐调味。

服法 食肉饮汤,每日分2次服,连用2～3日。

功效 清热解毒,祛湿。适用于湿热下注之产后发热。

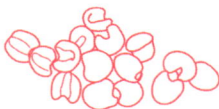

薏苡仁

蒲公英

桂枝党参鸡汤

材料 桂枝 12 克，党参 20 克，白芍 12 克，生姜 20 克，大枣 20 克，鸡肉 150 克，精盐适量。

制法 将鸡肉去油脂，斩块；其余用料洗净；生姜拍烂，大枣去核。将全部用料放入锅内，加清水适量，文火煮 1.5 小时，加精盐。

服法 随意温服，一天之内服完。

功效 解肌散寒，调和营卫。适用于感受风寒之产后发热。

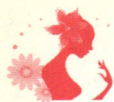

党参　　　　　　　白芍　　　　　　　鸡肉

竹叶麦冬鸡肉汤

材料 水牛角片 20 克，竹叶心 10 克，麦冬（连心）20 克，紫草 10 克，鸡肉 100 克，生姜 15 克，大枣 15 克，精盐适量。

制法 将鸡肉去油脂，切块；其余用料洗净，生姜拍烂，大枣去核。将全部用料放入锅内，加清水适量，文火煮 1 小时，加精盐调味。

服法 随意饮用。

功效 清营凉血，活血解毒。适用于产后发热属于热入营分者。

地黄玄参兔肉汤

材料　鲜地黄 50 克，玄参 20 克，青天葵（鲜品）30 克，红花 3 克，兔肉 100 克，黑枣 15 克，精盐适量。

制法　将兔肉去油脂，剁块；红花用纱布另包；其余用料洗净。将用料（红花除外）放入锅内，加清水适量，文火煮 50 ~ 60 分钟；放入红花，再煮 10 ~ 15 分钟，加精盐调味。

服法　随意饮用。

功效　清热泻火，凉血止血。适用于产后发热属于热入血室者。

芪归防风猪肉汤

材料　黄芪 20 克，当归 10 克，防风 10 克，猪瘦肉 150 克，生姜 20 克，大枣 20 克，精盐适量。

制法　猪瘦肉去油脂，切块；其余用料洗净；大枣去核，生姜拍烂。将全部用料放入锅内，加清水适量，文火煮 1.5 小时，加精盐。

服法　随意饮用。

功效　益气解表。适用于产后感冒属于气血两虚，感受风寒者。

保健菜肴

桃仁莲藕炖猪骨

材料　桃仁 10 克，莲藕 250 克，猪骨 500 克。

制法　桃仁去皮，莲藕洗净、切片，猪骨洗净切块，共放煲内，加水 500 毫升煮汤，先武火煲开，再文火慢熬 1 ~ 2 小时。

服法 佐餐食用。每日 1 次，可连服 3 ~ 7 日。

功效 活血化瘀，补血。适用于血虚血瘀之产后发热。

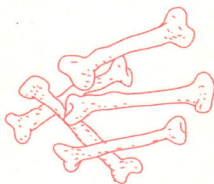
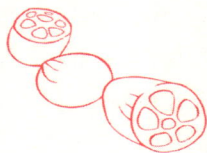

猪骨 　　　　　　　藕

冬虫夏草炖蛏干

材料 冬虫夏草 30 克，蛏干 60 克。

制法 将虫草冷水浸泡片刻后略洗，与蛏干同放炖罐中，加水 750 毫升，生用棉纸封于炖罐口，再加上盖，使气味不外散，炖 3 小时。

服法 佐餐食用。

功效 滋阴，清热，除烦。适用于虚损之产后发热。

益母草茶叶蛋

材料 茶叶 5 克，益母草 60 克，鸡蛋 10 枚，精盐、黄酒、大茴香各适量。

制法 将鸡蛋洗净后与茶叶、益母草、精盐、黄酒、大茴香一起同置锅中煎煮；待鸡蛋刚熟时，用勺子将蛋壳轻轻敲破，然后再文火慢煮 2 小时，以使汁液入味。

服法 吃蛋，每日 2 ~ 3 个。

功效　益气补血，滋阴利肾，活血化瘀。适用于产后发热。

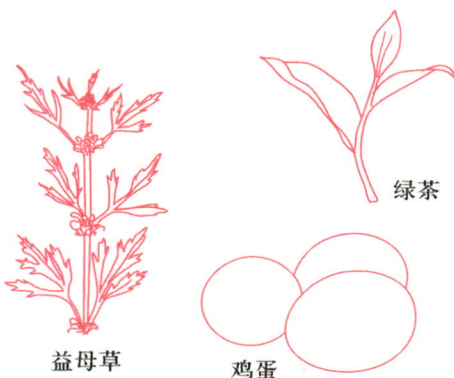

绿茶

益母草　　鸡蛋

🍲 归芪蒸鸡

材料　嫩母鸡1只（重约1500克），炙黄芪100克，当归20克，葱段、生姜片、鲜汤、黄酒、精盐、味精、胡椒粉各适量。

制法　鸡清理干净，于沸水内烫一下捞出，放凉水内洗净，沥水；当归洗净，切成小块，同黄芪一起装入鸡腹内，置盆中（腹部向上），摆上葱段、生姜片，加鲜汤、黄酒、胡椒粉，用湿棉纸封盆口后，上笼蒸约2小时取出，去纸、葱、生姜，加精盐、味精调味。

服法　佐餐食用。

功效　补气生血。适用于血虚之产后发热。

🍲 鸡油烩油菜

材料　油菜心250克，鸡油50克，鲜蘑菇100克，调料适量。

制法　油菜、蘑菇洗净，油菜从根部剖"十"字后撕成4条；灼锅内鸡油烧至八成熟，推入菜心煸炒数十下，加水少许，放入蘑菇、白糖、精盐，盖上锅盖，用武火炖3分钟，再加味精、淋上鸡油少许。

服法　佐餐食用。

功效　健脾开胃、补益强身。适用于体虚之产后发热。

🍲 毛冬青煲猪脚

材料　毛冬青100～150克，猪脚2只（重约300克）。

制法　毛冬青洗净；猪脚去毛、蹄甲，洗净，斩件，在热水中煮10分钟，捞起。将上料一起放入锅，加水6碗，武火煮沸后，改用文火慢煲1～2小时，猪脚煮烂后，加精盐调味即可。

服法　食肉饮汤。每日分2～3次服，20日为1个疗程，每个疗程可间隔5～7日。

功效　清热活血，舒筋活络。适用于产后发热。

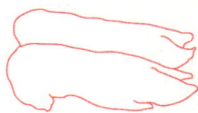

毛冬青　　　　　　　猪脚

🍲 归参鳝鱼

材料　当归、葱白各15克，潞党参20克，鳝鱼500克，料酒 30 克，大蒜 10 克，食盐 3 克，酱油适量。

制法 将鳝鱼剖开背脊后，去头、尾及内脏，切丝备用，再将当归、潞党参装入纱布袋内，扎紧口备用。然后把鳝鱼丝和药袋共置锅内，加水适量，放入调料。先武火煮沸，撇去浮沫，再用文火煎熬 1 小时以上，捞出药袋不用。

服法 食肉饮汤。

功效 补气养血。适用于产后血虚所致的发热。

药浴疗法

法一

组方 荆芥，防风，苏叶，陈艾，葱白，生姜各适量。

用法 将上药择净，放入药罐中，加入清水适量，浸泡 5 ~ 10 分钟后，水煎取汁，放入浴盆中，待温度适宜时再洗浴双足，并用毛巾蘸药液淋洗至膝关节上下。每次 1 剂，每日 2 ~ 3 次，每次 10 ~ 30 分钟，连续 2 ~ 3 日。

防风

生姜

苏叶

法二

组方 老茅草叶，石菖蒲，陈艾各适量。

用法 将上药放入锅中，加入清水适量，浸泡 5 ~ 10 分
钟后，水煎取汁，放入浴盆中，待温度适宜时再
洗浴双足，并用毛巾蘸药液淋洗至膝关节上下。
每次 1 剂，每日 2 ~ 3 次，每次 10 ~ 30 分钟，
连续 2 ~ 3 日。

患者须知

一、病因

1. 感染邪毒

因为产妇生产时，接生用具消毒不严或产褥不洁，邪
毒乘血室正开而入，正邪相争导致发热。

2. 外感

由于产后失血伤气，百脉空虚，腠理不密，卫外不固，
造成风、寒、暑、热之邪乘虚而入，营卫不和而发热。

3. 血瘀

产后恶露不畅，瘀血阻滞，气机受碍，郁而发热。

4. 血虚

产后失血，阴血暴虚，阳无所附而浮于外故发热。

5. 食滞

产后脾胃虚弱，饮食失节，脾胃运化无力，食滞中焦，
郁而发热。

二、症状

本病可以分为几种类型，症状如下：

1. 感染邪毒

产后寒战高热，小腹疼痛拒按，恶露量多或少，色紫黯，秽臭如败酱，心烦口渴，小便短赤，大便秘结，舌质红，苔黄腻或黄燥，脉数有力。

2. 外感风寒

产妇恶寒，发热，头痛，腰背酸疼，流涕无汗，鼻塞声重，痰稀而白，舌苔薄白，脉浮紧。

3. 外感风热

产后发热，微恶寒，头痛，咳嗽，痰黄，咽痛，口干而渴，微汗出，舌尖边红，苔薄白，脉浮数。

4. 外感暑热

产褥期正值盛夏之时，发热口渴，心烦汗多，头目不清，胸闷恶心，体倦无力，舌淡，脉虚数。

5. 血瘀

产妇寒热时作，小腹疼痛拒按，恶露不下或甚少，色紫黯夹块，口干不欲饮，舌质紫黯或有瘀点，脉弦涩。

6. 血虚

产后失血较多，低热缠绵，自汗，恶露量少色淡，质稀，腹痛隐隐，头晕眼花，心悸少寐，舌淡红，苔薄，脉虚微数。

7. 食滞

产后身热，时发时止，不思饮食，食入不舒，吞酸嗳腐，脘腹胀满，呕恶泄泻，舌苔厚腻，脉濡滑。

三、诊断

（1）产后发热的诊断依据为发热见于产褥期，尤以新产妇为多见，常伴有恶露异常，或小腹疼痛等症。

（2）本病须与内外各科疾病之发热，如痢疾、疟疾、肠痈等区别开，其鉴别方法主要依靠四诊及必要的实验室检查。

（3）产后 1～2 日内，出现低热。此因产时过度疲劳及失血，使产妇处于阴血亏虚，阳无所依，阳气浮越于外，营卫失和而致低热，属生理性发热，无需治疗，而能自愈。

主编提示

产后发热应如如何进行预防调养？

1. 产褥期应禁同房，并保持外阴部清洁，进行会阴部冲洗或擦洗。

2. 卧床休息，恶露未净者宜半卧位，有利于恶露排出。

3. 住处应避风寒，注意保暖，避免对流当风，但应保持室内空气清新，衣着厚薄适宜，夏季应当防止中暑。

4. 发热超过 38.5℃应暂停哺乳，并定时吸空乳汁，擦洗乳头，保持乳房卫生。

5. 定时测量体温，做好记录。

6. 保持愉悦情绪，积极配合治疗，有利于尽快恢复健康。

产后血晕

分娩后，产妇突然头晕眼花，不能起坐或泛恶欲吐，甚至晕厥，不省人事，成为产后血晕。本病是产后重症之一，若不及时抢救常因气血虚衰导致严重后果。

中药方剂

独参汤

材料 人参 15 ～ 30 克。

制法 上药共加水 500 毫升左右，将药浸泡 20 分钟后用武火煮沸，再以文火煎煮 40 分钟左右，取汁。药渣再加水 200 毫升，煎法同上。将两次药汁合并。

人参

服法 每日 1 剂，早晚各 1 次，温热口服。

功效 益气固脱。适用于血虚气脱型产后血晕。

夺命散合佛手散

材料 没药 5 克，血竭 4.5 克，当归 9 克，川芎 9 克。

制法　上药共加水 800 毫升左右，将药浸泡 20 分钟后用武火煮沸，再以文火煎煮 40 分钟左右，取汁。药渣再加水 500 毫升，煎法同上。将两次药汁合并。

服法　每日 1 剂，早晚各 1 次，温热口服。

功效　行血逐瘀。适用于血瘀气闭型产后血晕。

药 茶

生脉茶

材料　人参、麦冬各 10 克，五味子 6 克，红糖适量。

制法　将人参切薄片，与麦冬、五味子、红糖同煮 30 分钟，取汁去渣。

服法　1 次或分 2 次服。

功效　益气敛阴，生脉固脱。适用于气阴亏虚之产后血晕。

丹参糖茶

材料　丹参、益母草各 60 克，红糖适量。

制法　将上 3 味放入砂锅中同煮，取汁去渣。

服法　每日 1 剂，代茶饮。

功效　活血化瘀。适用于瘀阻气闭之产后血晕。

佛手延胡山楂茶

材料　佛手、延胡索各 6 克，山楂 10 克。

制法　将以上 3 味水煎，取汁。

服法　代茶饮，每日 1 剂。

功效　行血逐瘀。适用于血瘀气闭型产后血晕。

佛手　　　　山楂

延胡索

五味子参枣茶

材料　五味子 30 克，人参 9 克，大枣 10 枚。

制法　将水煎共煮。取药汁加红糖适量。

服法　代茶饮，每日 1 剂。

功效　益气固脱。适用于血虚气脱型产后血晕。

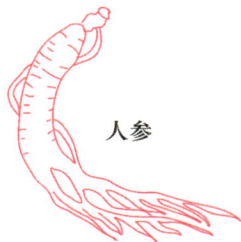

人参

五味子

黑神茶

材料　黑豆 60 克，熟地黄 15 克，肉桂 3 克，当归、炮生姜、炙甘草、赤芍、蒲黄各 12 克，红糖 60 克。

制法　将蒲黄用白布袋装好扎紧，与余药同放入砂锅内，加水适量煎煮，取汁去渣。

服法 每日 1 剂，代茶饮。

功效 活血化瘀。适用于瘀阻气闭之产后血晕。

☕ 黄芪茶

材料 黄芪 90 克，黄酒、米醋各 50 毫升。

制法 将黄芪放入砂锅中，放入黄酒和米醋，加适量清水同煎，取汁去渣。

服法 1 次或分 2 次服完。

功效 益气固脱。适用于血虚气脱之产后血晕。

药 粥

莲子粉粥

材料 莲子适量，粳米 30 克，红糖适量。

制法 将莲子研细末，每次取 15 克，与粳米一同煮粥，熟时调入适量红糖即成。

莲子

服法 每日早晚各 1 次。

功效 益气固脱。适用于血虚气脱型产后血晕。

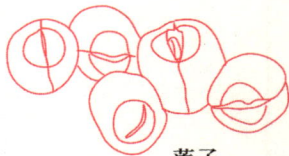

桃仁粥

材料 桃仁 9 克，粳米 50 克，红糖适量。

制法　将桃仁捣烂，加水浸泡，去渣留汁。粳米淘洗干净，放入砂锅中，加水煮粥，待粥半熟时加入桃仁和少许红糖，炖至粥熟即可。

服法　每日晨起食用。

功效　行血逐瘀。适用于血瘀气闭型产后血晕。

🍲 百合粳米鸡粥

材料　母鸡1只，百合60克，粳米60克。

制法　将鸡宰杀后去净毛与内脏；粳米、百合洗净后放入鸡腹中，缝合；加生姜、椒、精盐、酱油少许，用水煮熟。

服法　开腹取百合、粳米作粥，并饮汤吃肉。

功效　补气养血，健脾养心。适用于产后血晕。

🍲 黄芪粥

材料　黄芪20克，粳米50克，红糖适量。

制法　将黄芪放入砂锅中，加水200毫升，煎至100毫升，去渣留汁。粳米煮粥，熟后加入药汁和适量红糖，再稍炖即成。

黄芪

服法　每日早晚各服1次。

功效　益气固脱。适用于血虚气脱型产后血晕。

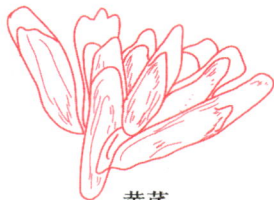

🍲 大葱糯米粥

材料 糯米 100 克，大葱连须数根。

制法 糯米淘净煮粥，将熟时，入葱，再沸。

服法 每日 1 剂，分 2 ~ 3 次温热服。

功效 散寒通阳，安胎止血，适用于产后血晕。

药　汤

🍲 黑豆红花汤

材料 黑豆 30 克，红花 6 克，红糖 50 克。

制法 黑豆、红花水煎取汁，加入红糖。

服法 温热食用，每日 1 次。

功效 行血逐瘀。适用于血瘀气闭型产后血晕。

🍲 桂圆枣仁芡实汤

材料 桂圆肉 10 克，芡实 12 克，炒枣仁 10 克，猪瘦肉 100 克。

制法 以上 4 味一同放入砂锅中，加水适量，小火炖汤，吃肉饮汤。

服法 每日 1 剂，连服 5 日。

功效 补益气血。适用于血虚气脱型产后血晕。

🍲 黑豆苏木汤

材料 黑豆 50 克，苏木 12 克，红糖少许。

制法 将黑豆洗净打碎，苏木劈细，同置砂锅中，煮至豆熟，去渣留汁，加红糖稍煮即成。

服法 温热食用，每日 1 ～ 2 次。

功效 活血化瘀。适用于瘀阻气闭型产后血晕。

黑豆

苏木

当归羊肉芪姜汤

材料 羊肉 500 克，当归 60 克，生姜、黄芪各 30 克，大枣 10 枚。

制法 羊肉洗净后切片，与当归、生姜、黄芪、大枣一同放入砂锅中，加水适量，文火炖汤。

服法 吃肉饮汤。

功效 行血逐瘀。适用于血瘀气闭型产后血晕。

八珍汤

材料 羊肉 500 ～ 1000 克，鲜藕 2350 克，山药 50 ～ 100 克，黄芪 15 克，黄酒、高曲、酒糟、精盐各适量。

制法 将高曲、酒糟、黄芪同煮 30 分钟取汁；羊肉、藕、山药洗净切块，同入锅内，加黄酒、煎汁，同煮至肉熟，吃时加精盐少许。

服法 吃肉、藕，饮汤。

功效 补益气血。适用于血虚气脱型产后血晕。

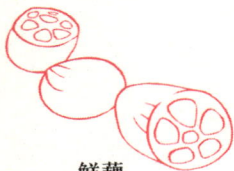

鲜藕　　　　　黄芪　　　　　山药

🍲 当归川芎屈头鸡汤

材料 当归身 30 克，川芎 15 克，屈头鸡（即蛋中未孵出之鸡仔）2～5 只。

制法 将屈头鸡去壳、毛和内脏，洗净切细；将当归身、川芎洗净，放入罐中加水 2000 毫升，再放入屈头鸡肉。武火烧开，移文火炖汤，炖至 500 毫升即成。

服法 饮汤，食肉。每日 1 剂，连食 7 日。

功效 行血逐瘀。适用于瘀阻气闭所致产后血晕。

保健菜肴

🍲 天麻炖鸡

材料 母鸡 1 只，天麻 10～15 克，精盐适量。

制法 将母鸡去毛及内脏，洗净；再将天麻洗净，切片，放置鸡腹内。将鸡放入砂锅中，加清水适量炖煮，煮至鸡肉熟烂，加精盐调味。

服法 食鸡肉，饮汤。

功效　熄风定眩。适用于产后血虚头晕。

🍲 黄芪炖乌鸡

材料　乌骨鸡1只（重约1000克），黄芪50克，精盐适量。

制法　将乌骨鸡去毛及内脏，留肝肾，洗净；将黄芪洗净，切片，放鸡腹内，加水适量，隔水蒸烂，加盐调味。

服法　佐餐食用。

功效　益气养血，滋补肝肾。适用于血虚气脱型产后血晕。

患者须知

一、病因

　　产后血晕多因产时失血过多，以致营阴下夺，气随血脱所致；亦可由于产时感寒，血为寒凝，瘀滞不前，以致血瘀气逆，并走于上，扰乱心神，而致血晕。对产后血晕的治疗，须先抗休克抢救，等到病情稳定后再根据病症分型治疗。

二、症状

本病可以分成几种类型，症状如下：

1. 血虚气脱

产后失血较多，质稀，晕眩心悸，烦闷不适，昏不知人，手撒肢冷，冷汗淋漓，面色苍白，舌淡无苔，脉微欲绝。

2. 血瘀气闭

产后恶露不下或量少，少腹阵痛拒按，心下急满，神昏口噤，牙关紧闭，双手握拳，面色紫黯，舌黯苔少，脉涩。

三、诊断

产妇分娩后头晕眼花或晕倒。

主编提示

产后血晕应如何预防调养？

1. 产后密切观察阴道出血情况，若出血过多克采用输血治疗。

2. 注意保暖，保持外阴部的清洁卫生。

3. 居处环境适宜，居室整洁，通风良好。

4. 若产妇面色苍白、出冷汗，可立即饮开水或红糖水。

5. 消除紧张情绪，保持心情舒畅，切忌大喜大怒，以防扰动气血而致产后血晕。

产后头痛

产后失血过多，气血不足，血不养脑，或体虚受寒，寒邪客脑，或瘀血入络，阻滞脑络而致。西医学认为很可能是因激素分泌水平的改变而引起的。还有一种可能是，如果在分娩时采用了硬膜外腔分娩镇痛或脊椎穿刺，也可能引起剧烈头痛。

中药方剂

人参养荣汤

材料 党参12克，黄芪12克，白术10克，茯苓15克，甘草5克，当归15克，炒白芍12克，熟地黄15克，肉桂3克，五味子10克，远志10克，陈皮6克，川芎6克，白芷10克。

制法 上药共加水500毫升左右，将药浸泡20分钟后用武火煮沸，再以文火煎煮40分钟左右，取汁。药渣再加水200毫升，煎法同上。将两次药汁合并。

服法 每日1剂。早晚各1次，温热口服。

功效 益气养血补脑。适用于血虚型产后头痛。

桂枝四物汤

材料 当归10克，川芎15克，赤芍10克，熟地黄15克，桂枝 10 克，白芷 10 克，菖蒲 10 克，细辛 6 克，蔓荆子 10 克，炙甘草 3 克，益母草 15 克。

制法 上药共加水 500 毫升左右，将药浸泡 20 分钟后用武火煮沸，再以文火煎煮 40 分钟左右，取汁。药渣再加水 200 毫升，煎法同上。将两次药汁合并。

服法 每日 1 剂。早晚各 1 次，温热口服。

功效 温经散寒止痛。适用于寒邪型产后头痛。

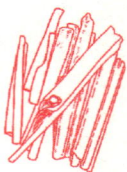

桂枝

白芷

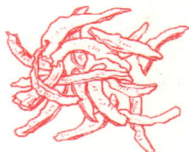

菖蒲

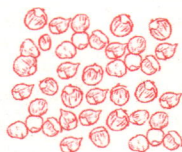

蔓荆子

通窍汤

材料 当归 10 克，川芎 6 克，桃仁 10 克，炮姜 5 克，益母草 30 克，地龙 12 克，僵蚕 12 克，白芷 10 克，钩藤 10 克，三棱 10 克，牛膝 10 克，山羊角 15 克。

制法 上药共加水 500 毫升左右，将药浸泡 20 分钟后用武火煮沸，再以文火煎煮 40 分钟左右，取汁。药渣再加水 200 毫升，煎法同上。将两次药汁合并。

服法 每日 1 剂。早晚各 1 次，温热口服。

功效 活血通窍。适用于血瘀型产后头痛。

药 茶

川芎茶

材料 川芎6克，腊茶5克。

制法 以上2味研为细末，加水煎汁。

服法 代茶温饮，每日2剂。

功效 益气活血，祛风止痛。适用于血虚型产后头痛。

芪参白芍茶

材料 炙黄芪20克，党参、白芍各15克，蔓荆子10克，升麻2克。

制法 水煎取汁。

服法 代茶饮，每日1次。

功效 补血益气。适用于血虚型产后头痛。

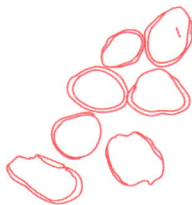

炙黄芪

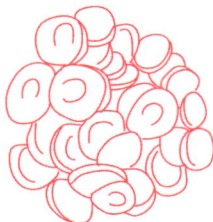

白芍

川芎白芷茶

材料 川芎 12 克，白芷 10 克。

制法 水煎取汁。

服法 代茶饮，每日 1 剂。

功效 疏风散寒。适用于因外感风寒所致的产后头痛。

当归薄荷绿豆茶

材料 茶叶 3 克，绿豆 30 克（捣碎），当归 15 克，薄荷 3 克（后下）。

制法 水煎取汁。

服法 代茶饮，每日 2 次。

功效 清热养血，行气止痛。适用于产后头痛。

首乌菊花茶

材料 制首乌 20 克，菊花 10 克。

制法 水煎取汁。

服法 代茶饮，每日 1 次。

功效 滋阴清热。适用于产后头痛。

川芎荆芥茶

材料 川芎 9 克，荆芥、防风、白芷、蔓荆子、藁本各 10 克，细辛 6 克，羌活 8 克。

制法 水煎取汁。

服法 代茶饮，每日 1 次。

功效 疏风散寒。适用于因外感风寒所致的产后头痛。

药　粥

🍲 石决明粥

材料　煅石决明 30 克，粳米 100 克。

制法　将煅石决明打碎，武火先煎 1 小时，去渣取汁，入粳米煮粥。

服法　每早晚温热服食，5～7日为 1 个疗程。

功效　滋阴清热。适用于产后头痛。

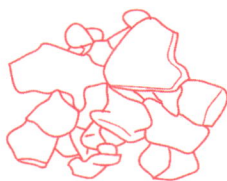

煅石决明

药　汤

🍲 山甲芎归羊肉汤

材料　穿山甲 50～100 克，川芎 6～9 克，当归 9～15 克，羊瘦肉 100 克。

制法　上药用纱布包好同放锅内，炖 2～3 小时。

服法　喝汁吃肉，连服 5～6 日。

功效　活血化瘀。适用于血瘀型产后头痛。

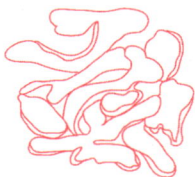

当归

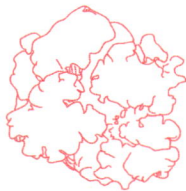

川芎

保健菜肴

川芎蛋

材料 川芎6～9克，鸡蛋2个，大葱5根。

制法 水煮，鸡蛋熟后去壳再煮片刻。

服法 吃蛋喝汤。每日1次，连服数日。

功效 祛风散寒。适用于产后头痛。

黄芪当归炖母鸡

材料 黄芪100克，当归50克，母鸡1只。

制法 母鸡宰后去内脏，洗净切块，黄芪、当归放入鸡腹内后放炖盅内，加入适量配料及水，放锅内隔水用武火烧沸，转用文火炖熟透。

服法 分次吃肉喝汤。

功效 补血益气。适用于产后头痛。

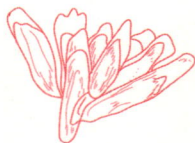
黄芪

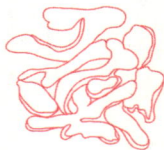
当归

药浴疗法

组方 千年健、透骨草、追地风、雪上一枝蒿各6克。

用法 取上药用纱布包好，水熬数沸洗头。

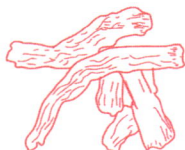 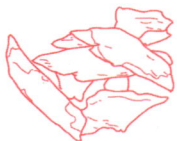 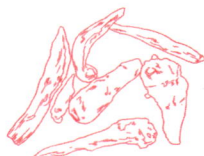

千年健　　　　　　追地风　　　　　雪上一枝蒿

患 者 须 知

一、病因

产后失血过多，气血不足，血不养脑，或体虚受寒，寒邪侵脑，或瘀血入络，阻滞脑络而致。

二、症状

本病可以分为几种类型，症状如下：

1. 血虚

产后失血过多，头晕目眩，面色萎黄，心悸乏力。苔薄，舌淡，脉细弱。

2. 血瘀

产后头痛如劈，或刺痛难忍，恶露下行不畅，小腹胀痛拒按。苔薄，舌质黯紫，脉弦涩。

3. 寒邪

产后头额冷痛，热敷可减痛，恶露量少，色黯紫。苔薄白，脉弦涩。

三、诊断

依据产后出现头痛为主要症状者即可诊断。应与脑瘤、绒癌脑转移及脑震荡后遗症引起的头痛相鉴别。新产妇还应注意产后子痫的先兆症状。

主编提示

应如何预防及调养产后头痛?

1. 为防止本病发生，产时需缩短产程，提高接产技术，防止分娩中失血过多。产后注意保暖，避风寒，以免受邪。

2. 产后要注意起居调摄，愉悦心情，保持气血流畅。

产后腹痛

　　产后小腹部疼痛为主者，称产后腹痛，是指产后子宫收缩时引起的收缩痛，又称"产后痛"、"宫缩痛"。本病相当于中医学"产后腹中疗痛"、"儿枕痛"范畴。

中药方剂

香桂丸

材料　当归 12 克，川芎 15 克，木香 10 克，炮姜 10 克，肉桂 6 克（后下），吴茱萸 10 克，焦山楂 6 克，炙甘草 6 克。

制法　上药共加水 1000 毫升左右，将药浸泡 20 分钟后用武火煮沸，再以文火煎煮 40 分钟左右，取汁。药渣再加水 500 毫升，煎法同上。将两次药汁合并。

服法　每日 1 剂。早晚各 1 次，温热口服。

功效　养血散寒，祛瘀止痛。适用于血瘀型产后腹痛。

生化汤

材料　当归 9 克，川芎 9 克，桃仁 9 克，郁金 9 克，柴胡 9 克，香附 6 克，吴茱萸 6 克，黑姜 6 克，炙甘草 6 克。

制法 上药共加水 1000 毫升左右，将药浸泡 20 分钟后用武火煮沸，再以文火煎煮 40 分钟左右，取汁。药渣再加水 500 毫升，煎法同上。将两次药汁合并。

服法 每日 1 剂。早晚各 1 次，温热口服。

功效 祛瘀散寒止痛。适用于血瘀型产后腹痛。

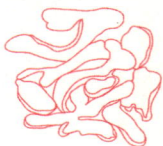 当归

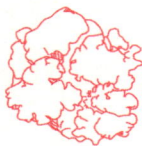 川芎

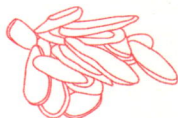 郁金

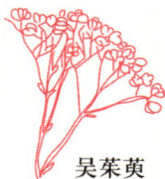 吴茱萸

肠宁汤

材料 当归 12 克，熟地黄 12 克，阿胶 12 克（烊化分冲），党参 15 克，山药 12 克，麦冬 9 克，续断 6 克，肉桂 3 克，桂枝 6 克，白芍 18 克，甘草 6 克。

制法 上药共加水 1000 毫升左右，将药浸泡 20 分钟后用武火煮沸，再以文火煎煮 40 分钟左右，取汁。药渣再加水 500 毫升，煎法同上。将两次药汁合并。

服法 每日 1 剂。早晚各 1 次，温热口服。

功效 养血益气止痛。适用于血虚型产后腹痛。

药 茶

川芎茶

材料	茶叶6克，川芎3克。
制法	上药加300毫升水，煎至150毫升。
服法	于饭前热服。每日1～2剂。
功效	活血祛瘀，行气止痛。适用于产后腹痛。

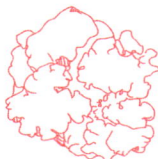

川芎

白菊花根茶

材料	白菊花根3枚。
制法	以上1味洗净，沸水冲泡。
服法	每日代茶频饮。
功效	利水化瘀解毒。适用于产后腹痛。

生姜焦山楂茶

材料	生姜3克，焦山楂、红糖各30克。
制法	将上3味加水适量，水煎取汁。
服法	每日1剂，分2次代茶饮。
功效	温通散寒，祛瘀止痛。适用于寒凝血瘀之产后腹痛。

红糖茶

材料	茶叶3克，红糖100克，黄酒适量。
制法	将茶叶碾成细粉，然后与红糖同放入碗中，再将烧

热的黄酒倒在红糖茶粉内即可。也可将红糖、茶粉、黄酒同放碗内，隔水蒸或炖沸即成。

服法 代茶饮，每次 15～20 毫升。

功效 益气活血祛瘀。适用于血虚、血瘀所致的产后腹痛。

益母草姜枣茶

材料 生姜 30 克，益母草 50 克，大枣 20 克，红糖 15 克。

制法 将上几味放入瓦锅内，加水适量，水煎取汁。

服法 代茶饮，每日 1 剂，连服数日。

功效 活血散瘀，通络止痛。适用于血瘀、血虚所致产后腹痛。

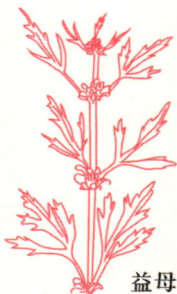
益母草

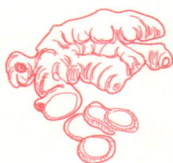
生姜

益母草红糖茶

材料 茶叶 3 克，益母草 6 克，红糖 15 克。

制法 沸水浸泡 15 分钟。

服法 代茶饮。

功效 活血行气，调畅气血。适用于血瘀型产后腹痛。

药 粥

泽兰粥

材料　泽兰 30 克，粳米 50 克。

制法　将泽兰加水煎取浓汁，去渣留汁，
加入洗净的粳米煮成粥。

服法　早晚餐空腹食用。

功效　开胃助消化，活血化瘀，行气止痛。
适用于产后腹痛。

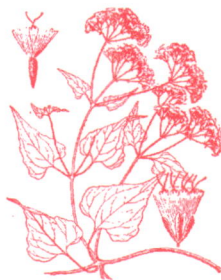

泽兰

丝瓜荸荠粥

材料　丝瓜 30 克，荸荠 20 克，丁香 6 克，粳米 100 克。

制法　将丝瓜、荸荠洗净切片，丁香用纱布扎好，与淘洗
干净的粳米一同放入锅中，加适量水。用武火煮沸后，
再用中火煎煮约 30 分钟，至粥熟，去除药袋。

服法　早晚餐空腹食用。

功效　活血化瘀。适用于血瘀型产后腹痛。

山药羊肉粥

材料　生山药 50 克，精羊肉、粳米各 100 克。

制法　将精羊肉与生山药分别加水煮至极烂，剁如泥状，
然后与羊肉汤相和，并放入洗净的粳米煮粥。

服法　空腹温热食用。

功效　益气补虚，温中暖下。适用于虚冷之产后腹痛。

益母草山楂粥

材料 益母草、山楂各 30 克，粳米 50 克。

制法 用 500 毫升水煮益母草、山楂，去渣取汁，再加入
洗净的粳米煮成粥。

服法 每日食用 3 次。

功效 活血生新，化瘀止痛。适用于血瘀型产后腹痛。

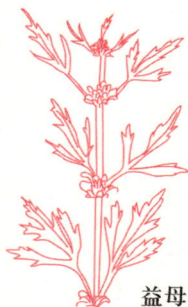

益母草

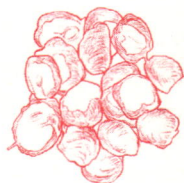

山楂

羊肉萝卜高粱粥

材料 羊肉 500 克，白萝卜 100 克，葱花 5 克，生姜末 5 克，
黄酒 10 克，五香粉 10 克，精盐 10 克，麻油 25 克，
橘皮 5 克，羊肉汤 1500 克，高粱米 150 克。

制法 橘皮洗净切成末；羊肉洗净切成薄片，放入锅中，
加羊肉汤、黄酒、五香粉、橘皮末，煮至羊肉碎烂，
再加入淘洗干净的高粱米和切成细丁的白萝卜，一同
煮成稀粥，加入精盐、葱花、生姜末、麻油调味即成。

服法 每日 1 剂，分次食用。

功效 补中益气，安心止惊，开胃消谷。适用于产后腹痛。

药 汤

🍲 羊排粉丝汤

材料 羊排骨 500 克，干粉丝 50 克，生姜、葱、香菜、精盐各适量。

制法 将羊排切块；用热油少许爆香蒜茸，倒入羊排煸炒至干，加醋再炒干后，加水适量及生姜、葱，武火煮沸，去浮沫；再用文火焖煮 1.5 ～ 2 小时；投入用沸水浸泡后的粉丝，撒上香菜，待沸加精盐调味即可。

服法 佐餐食用。

功效 补虚，散寒。适用于产后虚寒少腹冷痛、乳少。

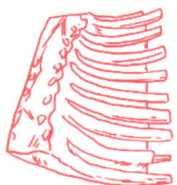 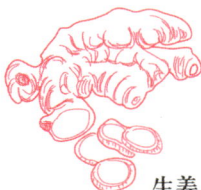 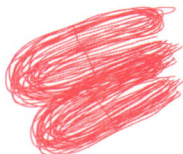

羊排　　　　　生姜　　　　　　干粉丝

🍲 当归黄芪羊肉汤

材料 瘦羊肉 500 克，生姜 30 克，当归 25 克，黄芪 40 克，精盐适量。

制法 羊肉洗净切块，与上几味药同炖至羊肉烂熟，加精盐调味。

服法 佐餐食用。

功效 补血益气。适用于血虚所致产后腹痛。

🍲 肉桂血藤紫河车汤

材料　肉桂3克，鸡血藤30克，桂圆肉30克，紫河车1个，生姜15克。

制法　将紫河车挑去血络，漂洗干净，切块；其余用料洗净，生姜拍烂。除肉桂外，其余用料放入锅内，加清水适量，武火煮沸后，改文火再煮2小时，至紫河车熟烂；入肉桂，以微火煮15～20分钟，加精盐调味。

服法　吃肉及桂圆肉，饮汤，一天之内服完。

功效　活血补血，散寒止痛。适用于寒凝血瘀之产后腹痛。

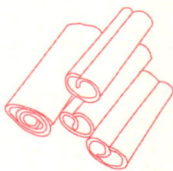
肉桂

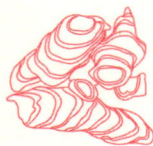
鸡血藤

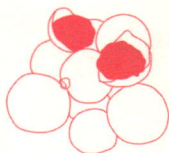
桂圆肉

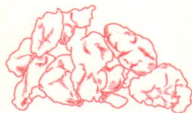
紫河车

🍲 归芪羊肉汤

材料　当归15克，黄芪30克，生姜15克，白芍12克，桂枝6克，羊肉150克。

制法　将羊肉剔去筋膜，入沸水锅内焯去血水，捞出晾凉，剁块；其余用料洗净，生姜拍烂。将全部用料放入

锅内，加清水适量，武火烧沸后，打去浮沫，改用
文火再煮 1.5 ~ 2 小时至羊肉熟烂，加精盐调味。

服法 饮汤吃肉，一天之内服完。

功效 益气养血，缓急止痛。适用于气血两虚之产后腹痛。

香棱益母汤

材料 香附 6 克，三棱 10 克，鲜益母草 30 克，驴肉 150 克，
生姜 15 克，大枣 15 克。

制法 将驴肉洗净，去油脂，切块；其余用料洗净，大枣
去核，生姜拍烂。将全部用料放入锅内，加清水适量，
武火煮沸后，改文火再煮 1.5 ~ 2 小时至肉熟烂，加
精盐调味。

服法 饮汤吃肉，一天之内服完。

功效 益气活血行瘀。适用于气滞血瘀之产后腹痛。

保健菜肴

鱼鳞胶

材料 鲤鱼鳞 200 克。

制法 将鱼鳞洗净，加水适量，文火熬成胶冻状。每次 60 克，
黄酒冲化。

服法 温服，每日 2 次。

功效 祛瘀生新，活血养血。适用于产后之瘀血腹痛。

米酒蒸螃蟹

材料　螃蟹数只，米酒适量。

制法　将螃蟹洗净，盛碗内，隔水蒸。将熟时加入米酒 1～2 汤匙，再蒸片刻。

服法　饮汤，食蟹肉（可蘸熟植物油、酱油等调味品）。

功效　活血化瘀。适用于产后瘀血腹痛。

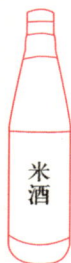

米酒

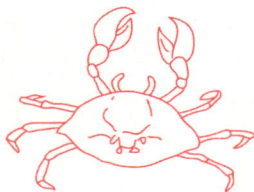

螃蟹

当归烧羊肉

材料　羊瘦肉 500 克，当归 75 克，生姜 750 克，大茴香、桂皮、精盐各适量。

制法　将当归、生姜入布袋，用线扎好，与洗净切成块的羊肉一同入锅，加大茴香、桂皮和适量水，文火焖煮至烂熟，去大茴香、桂皮和药袋即成。

服法　佐餐食用。每日 1 剂，分 1～2 次温热食。

功效　散寒补血，温脾健胃，调经散风。适用于虚冷之产后腹痛。

🍲 三七蒸鸡

材料 仔母鸡胸脯肉 250 克，三七粉 15 克，冰糖适量。

制法 将三七粉、冰糖与鸡肉片拌匀，隔水密闭蒸熟。

服法 一日内分 3 次食用。

功效 适用于产后虚性腹痛。

🍲 红鸡冠花鸡蛋

材料 红鸡冠花 3 克，鸡蛋 2 个。

制法 将红鸡冠花水煎取汁，冲生鸡蛋，放文火上煮至微沸。

服法 温食，每日 1 次，连食 1 周。

功效 行血化瘀。适用于产后气血不和、腹痛、胸闷。

红鸡冠花

药浴疗法

法一

组方 吴茱萸、小茴香各 30 克。

用法 将上药加水 2000 毫升，水煎取汁 1000 毫升，滤取药液。用毛巾擦洗腹部。每次 20 分钟，每日 3 次，5 日为 1 个疗程。

法二

组方 小蓟 60 克，益母草 30 克，怀牛膝 15 克，车前子 15 克，血余炭 3 克。

用法 将上药加水 1000 毫升，将煎出的药液倒入盆中，乘热对腹部进行熏蒸。待药汁温后，浸洗下腹部。

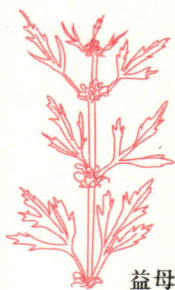

益母草

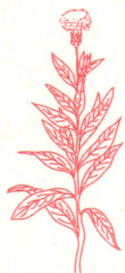

小蓟

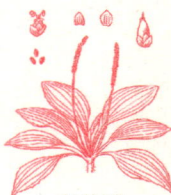

车前子

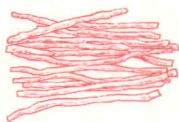

怀牛膝

患 者 须 知

一、病因

产后腹痛主要是由于气血运行不畅，迟滞而痛，有虚实之分。虚者以血虚多见，因为产后失血，冲任空虚，胞宫失养，气血运行无力，而使血流运行迟缓，滞而腹痛；实者以血瘀多见，可因肝郁气滞或受寒而致瘀血停滞胞宫，不通则痛。

二、症状

本病可以分成几种类型，症状如下：

1. 血虚

产后小腹隐痛、喜按，恶露量少、色淡，头晕眼花，心悸怔忡，面色萎黄，大便干结。苔薄，舌淡红，脉细弱。

2. 血瘀

产后小腹疼痛或胀痛拒按，热敷可减痛，恶露色黯，量少不畅或夹小血块，面色青白，四肢不暖。苔薄白滑，脉弦紧。

3. 寒凝

产后小腹冷痛，热敷可减痛，面色青白，四肢不温，痛甚欲呕，恶露量少，色紫有块。苔白滑，舌黯淡，脉沉紧。

三、诊断

（1）根据新产后下腹部阵发性收缩痛，不伴发热。在腹痛时，下腹部可扪及隆起的质地较硬的收缩状态的子宫。

（2）与产褥感染引起的腹痛相鉴别，感染腹痛者伴发热，恶露酱红色，伴秽臭气味，血常规显示白细胞计数升高。

主编提示

如何预防产后腹痛？

1. 保持心情愉快，避免各种精神刺激因素，以助气血运行。

2. 注意保暖防风，尤其要保护下腹部，忌用冷水洗浴。

3. 卧床休息，保证充足睡眠，避免久站久坐。产后定时半坐位或侧卧位休息，宜早期下床活动。

4. 保持外阴部清洁，预防感染。饮食有节，适宜温性食物，避免进食寒凉食物。

产后关节痛

妇女产褥期间，出现肢体酸痛、麻木重着者，称为"产后身痛"或"产后关节痛"，亦称"产后痛风"。

中药方剂

🍲 养血祛风通络膏

材料 桑寄生100克，当归150克，穿山甲50克，牛膝100克，肉桂100克，秦艽100克，路路通100克，片姜黄80克，独活150克，川芎150克，阿胶200克。

制法 将前10味洗净加水煎煮，反复3次，每次煎煮50分钟，滤渣取汁。然后在药汁中加入阿胶，文火收膏。

服法 每日1次，每次2匙。

功效 可活血祛瘀，温通血脉。用于血虚寒凝型产后关节痛者。

🍲 补血通络膏

材料 当归150克，黄芪100克，熟地黄100克，桂枝60克，鸡血藤200克，白芍150克，阿胶200克。

制法 将前6味洗净加水煎煮，反复3次，每次煎煮50

分钟，滤渣取汁。然后在药汁中加入阿胶，文火收膏。

服法 每日1次，每次2匙。

功效 可补益气血，通络止痛。用于血虚型产后关节痛者。

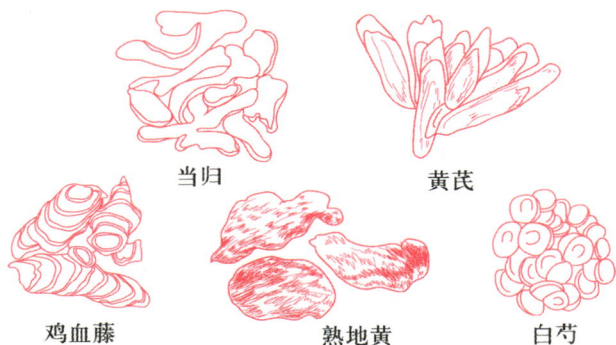

当归　　　　　　　黄芪

鸡血藤　　　　熟地黄　　　　白芍

🍲 补肾壮骨通络膏

材料 桑寄生100克，当归150克，熟地黄150克，怀牛膝100克，杜仲100克，金毛狗脊120克，鸡血藤150克，独活150克，川芎150克，阿胶200克。

制法 将前9味洗净，每次煎煮50分钟，煎煮3次，滤渣取汁。然后在药汁中加入阿胶，小火收膏。

服法 每日1次，每次2匙。

功效 可补肾壮骨，活血祛瘀。用于肾虚型产后关节腰痛者。

🍲 活血散寒通络膏

材料 桃仁100克，益母草100克，红花150克，川芎100克，当归150克，桂枝100克，制附片50克，威灵仙100克，白蜜500克。

制法 将前 8 味洗净加水煎煮，反复 3 次，每次煎煮 50 分钟，滤渣取汁。然后在药汁中加入白蜜，文火收膏。

服法 每日 1 次，每次 2 匙。

功效 可温通经脉，活血通络。用于血瘀型产后关节痛者。

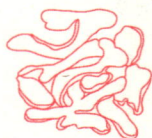

益母草

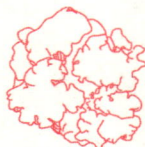

威灵仙

当归

川芎

补阴壮骨汤

材料 熟地黄、山茱萸、龟板各 15 克，山药 12 克，知母、黄柏、女贞子、侧柏叶、赤芍、怀牛膝、枸杞子、鹿角胶（烊化）各 10 克。

制法 上药共加水 1000 毫升左右，将药浸泡 20 分钟后用武火煮沸，再以文火煎 40 分钟左右，取汁。药渣再加水 500 毫升，煎法同上。将两次药液合并。

服法 早、中、晚分 3 次空腹服下。每日 1 剂，连服 5 ~ 7 剂。

功效 益肾滋阴，强筋止痛。适用于产后手足关节疼痛，腰背酸痛，呈空痛感，手足心热，足跟痛，头晕眼花耳鸣，两眼干涩，口干咽燥，潮热盗汗，腰膝酸软。

活血散寒生化汤

材料 当归、桃仁、泽兰、威灵仙、延胡索、桂枝各10克，川芎、红花、炙甘草各6克，炮姜5克。

制法 上药共加水1000毫升左右，将药浸泡20分钟后用武火煮沸，再以文火煎40分钟左右，取汁。药渣再加水500毫升，煎法同上。将两次药液合并。

服法 早、中、晚分3次空腹服下。每日1剂，连服2~5剂。

功效 活血止痛，祛瘀通络。适用于遍身关节疼痛，尤其腰部疼痛较剧，下肢关节屈伸不利，恶露量少或不下。

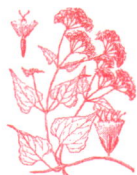

泽兰

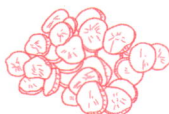

炙甘草

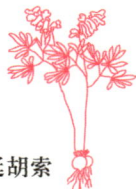

延胡索

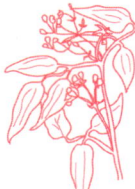

威灵仙

独活寄生汤

材料 独活9克，桑寄生18克，杜仲9克，牛膝9克，细辛3克，秦艽9克，茯苓12克，肉桂3克，防风9

克，川芎 6 克，当归 12 克，党参 12 克，白芍 9 克，熟地黄 15 克，甘草 6 克。

制法 上药共加水 1000 毫升左右，将药浸泡 20 分钟后用武火煮沸，再以文火煎 40 分钟左右，取汁。药渣再加水 500 毫升，煎法同上。将两次药液合并。

服法 早、中、晚分 3 次空腹服下。7 日为 1 个疗程，连服 3 ~ 5 个疗程。

功效 可养血祛风，散寒除湿。适用于产后遍身关节疼痛，屈伸不利，或痛无定处，或冷痛剧烈、得热则舒，或关节肿胀、重着，或肢体麻木。

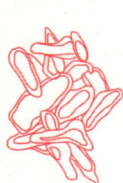
桑寄生

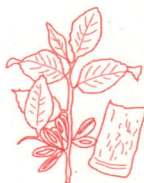
杜仲

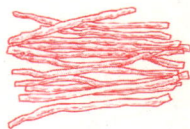
牛膝

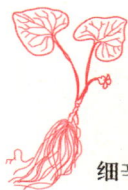
细辛

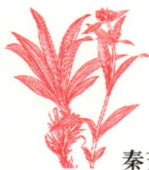
秦艽

🍲 黄芪桂枝疏通汤

材料 黄芪 15 克，白芍 15 克，桂枝 10 克，人参 9 克，生姜 18 克，大枣 12 克，当归 12 克，鸡血藤 12 克，木瓜 10 克，桑寄生 15 克，秦艽 9 克。

制法 上药共加水 1000 毫升左右，将药浸泡 20 分钟后用武火煮沸，再以文火煎 40 分钟左右，取汁。药渣再加水 500 毫升，煎法同上。将两次药液合并。

服法 分 2 次温服。

功效 可补血益气，活络止痛。适用于产后血虚遍身关节酸痛，肢体麻木，头晕心悸。

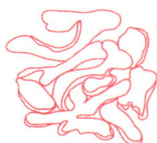

当归

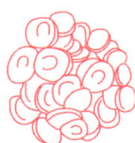

白芍

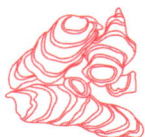

鸡血藤

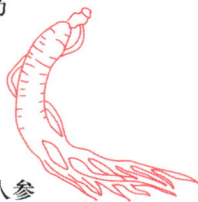

人参

🍲 壮骨活血祛痛汤

材料 熟地黄、山茱萸、杜仲、益智仁各 15 克，山药 12 克，茯苓、菟丝子、淫羊藿、巴戟天、路路通各 10 克，肉桂、熟附片各 6 克。

制法 上药共加水 1000 毫升左右，将药浸泡 20 分钟后用武火煮沸，再以文火煎 40 分钟左右，取汁。药渣再加水 500 毫升，煎法同上。将两次药液合并。

服法 早、中、晚分 3 次空腹服下。每日 1 剂，连服 5 ~ 7 剂。

功效 可益肾强筋，温阳通络。适用于产后手足关节疼痛、腰背酸痛、畏寒怕冷者。

药 茶

归独茶

材料 当归 10 克，独活 10 克，红糖适量。

制法 将当归、独活洗净，一同放入杯中，用沸水浸泡约
30 分钟，加入适量红糖。

服法 代茶常饮。

功效 适用于外感型产后关节痛。

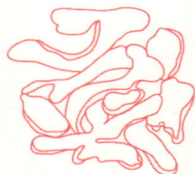

当归

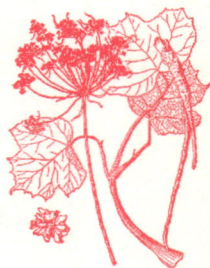

独活

当归桂圆茶

材料 当归 10 克，桂圆 5 枚，大枣 3 枚。

制法 将当归、大枣洗净，桂圆去皮，放入杯中，用沸水
浸泡约 40 分钟，加入适量红糖。

服法 代茶常饮。

功效 可活血祛瘀。用于血虚型产后关节痛。

木瓜鸡血藤茶

材料 木瓜 20 克，鸡血藤 20 克，红糖适量。

制法 将木瓜、鸡血藤洗净，一同放入杯中，用沸水浸泡约 40 分钟，加入适量红糖。

服法 代茶常饮。

功效 适用于肾虚型产后关节痛。

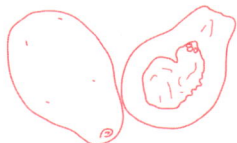 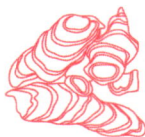

木瓜　　　　　　　鸡血藤

川芎红花茶

材料 川芎 10 克，红花 10 克，红糖适量。

制法 将川芎、红花洗净，一同放入杯中，用沸水浸泡约 30 分钟，加入适量红糖。

服法 代茶常饮。

功效 适用于血瘀型产后关节痛。

姜枣茶

材料 生姜 10 克，大枣 6 枚。

制法 将生姜、大枣洗净，放入杯中，用沸水浸泡约 30 分钟，加入适量红糖。

服法 代茶常饮。

功效 可养血散寒祛瘀。用于血虚感寒型产后关节痛。

杜仲牛膝茶

材料　杜仲 10 克，牛膝 10 克，红糖适量。

制法　将杜仲、牛膝洗净，一同放入杯中，用沸水浸泡约
　　　　30 分钟，加入适量红糖。

服法　代茶常饮。

功效　适用于肾虚型产后关节痛。

药　粥

刀豆羊肉粥

材料　刀豆 20 克，羊肉 50 克，粳米 100 克。精盐、味精适量。

制法　将羊肉洗净切片，刀豆洗净，与淘洗干净的粳米一
　　　　同放入锅中，加适量水。用武火煮沸后，再用中火
　　　　煎煮约 30 分钟。至粥熟，加入适量精盐、味精。

服法　早晚分食。

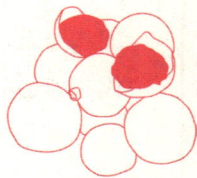

功效　可温肾散寒止痛。适用于肾虚型产后关节痛。

桂圆大枣粥

材料　桂圆 20 克，大枣 10 枚，粳米 100 克。

制法　粳米 100 克。将桂圆、大枣洗净，
　　　　与淘洗干净的粳米一同放入锅中，
　　　　加适量水。用中火煎煮约 45 分钟，
　　　　至粥熟。

桂圆肉

服法　早晚分食。

功效 可补中益气，化瘀止血。用于气血虚弱型产后关节痛。

杜仲木瓜粥

材料 杜仲 10 克，木瓜 10 克，粳米 100 克。

制法 将杜仲、木瓜洗净，用纱布扎好，与淘洗干净的粳米一同放入锅中，加适量水。用武火煮沸后，再用中火煎煮约 60 分钟。至粥成，去除药袋。

服法 早晚分食。

功效 可舒筋祛湿，补肾壮骨。适用于肾虚夹湿型产后关节痛。

生姜当归粥

材料 生姜 10 克，当归 10 克，粳米 100 克。

制法 将生姜、当归洗净切片，用纱布包扎，与淘洗干净的粳米一同放入锅中，加适量水。用中火煎煮约 60 分钟，至粥成，去除药袋。

服法 早晚分食。

功效 可散寒活血。适用于外感型产后关节痛。

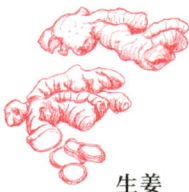

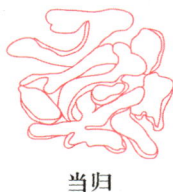

生姜　　　　　当归

药浴疗法

法一

组方 独活 20 克，防风 20 克，秦艽 30 克，黄芪 15 克。

用法 用纱布包好，放在浴盆中，放热水至适宜的水温，人浸泡其中。每次 30 分钟。

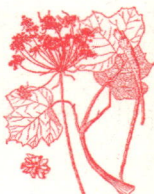
独活

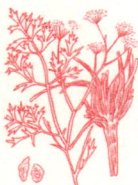
防风

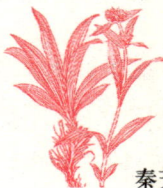
秦艽

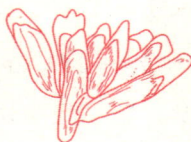
黄芪

法二

组方 当归 30 克，白芍 20 克，巴戟天 30 克，黄芪 20 克，鸡血藤 30 克。

用法 用纱布包好，放在浴盆中，放热水至适宜的水温，人浸泡其中。每次 30 分钟。

法三

组方 杜仲 20 克，牛膝 30 克，鸡血藤 50 克。

用法 用纱布包好，放在浴盆中，放热水至适宜的水温，人浸泡其中。每次 30 分钟。

法四

组方 威灵仙 20 克，延胡索 20 克，桂枝 20 克，红花 20 克。

用法 用纱布包好，放在浴盆中，放热水至适宜的水温，人浸泡其中。每次 30 分钟。

患 者 须 知

一、病因

本病发病的原因主要是产后气血虚弱，或与风寒湿邪滞留有关。

1. 血虚

素体血虚，产时产后失血过多，阴血亏虚，四肢百骸空虚，经脉、关节失之濡养，则肢体麻木、酸痛。

2. 血瘀

由于产后余血未净，瘀血留滞在经络、筋骨之间，或因难产手术，伤动气血，或因寒、因热，以致血行不畅，瘀阻经脉、关节，发为疼痛。

3. 外感

产后百节空虚，卫表不固，腠理不密，加上起居不慎，风寒湿邪乘虚而入，滞留关节、肢体，气血运行不畅，瘀滞而痛。

4. 肾虚

素体肾虚，又因产伤扰动肾气，腰为肾之府，足跟为肾经所过，肾虚则腰膝酸痛、身痛、足跟痛。

二、症状

1. 血虚

产后周身酸痛，肢体麻木，关节酸楚，面色萎黄，头晕心悸；舌淡红，少苔，脉细弱。

2. 血瘀

产后周身疼痛，或关节刺痛、屈伸不利，按之痛甚，恶露量少色黯，小腹疼痛拒按；舌紫黯，苔薄白，脉弦涩。

3. 外感

产后肢体、关节疼痛，屈伸不利，或痛处游移不定，或冷痛剧烈，怕冷恶风，或关节肿胀，麻木重着；初起可有恶寒，发热，头痛；舌淡，苔薄白，脉浮紧。

4. 肾虚

产后腰膝关节、足跟酸痛，无法俯仰；头晕耳鸣，夜尿多；舌淡黯，苔薄白，脉沉细。

三、诊断

本病各种证型多有本虚标实，虚实错杂的表现，同时随着病情的发展，亦可出现寒热错杂的情况。通常在病程早期，以血虚感受风寒湿邪为主，表现为表寒证，患者多出现产后关节疼痛，屈伸不利，或痛无定处，或冷痛剧烈，宛如针刺，得热则舒，或关节肿胀、麻木、重着，伴恶寒畏风，舌淡苔薄白，脉濡细。而在病程后期，或因表寒未解，入里化热，或因瘀血内阻，日久化热，出现表寒里热的寒热错杂证候，患者多表现为产后身痛，尤其是下肢疼痛、麻木、发硬、重着、肿胀明显，屈伸不利，小腿压痛；恶露量少，色紫黯夹血块，恶寒发热，无汗头痛身痛，气喘、烦躁、口渴，脉浮紧。

主编提示

产后关节痛应如何预防及调养？

1.冬季居室应保持温暖干燥，夏天应避免过吹电扇，空调不能打的过低。

2.保持床铺及衣着干燥清洁。长期卧床须防褥疮发生。关节处放置软枕头或海绵垫，避免局部受压而增加疼痛。

3.产后注意休息，不要过早、过多地用手干重活，尤其注意要少接触冷水，避免手足受凉。

4.睡前用温水泡脚，同时用双手按摩双脚，先脚背后脚心，直至微微发热为度。晨起喝些姜枣桂圆汤。

5.要保持情绪安静，不要因病痛而焦虑不安。

产后子宫脱垂

　　妇女产后子宫从正常位置沿阴道下降，子宫颈外口达坐骨棘水平以下，甚至子宫同阴道前后壁一起脱出阴道口外，称为产后子宫脱垂。本病相当于中医学"产后阴挺"的范畴。

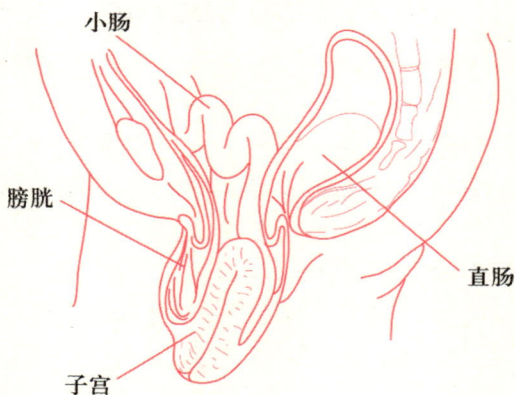

中 药 方 剂

🍲 党参升麻丸

材料　党参50克，升麻100克，五味子30克。

制法　上药共研细末，蜡糊为丸。

服法　每日3次，3日服完。

功效 补气升阳。适用于产后子宫脱垂气虚证。

举元煎

材料 人参 10 ~ 15 克，黄芪 30 克，升麻、白术、益母草、枳壳各 15 克，牡蛎（先煎）20 克，炙甘草 5 克。

制法 上药共加水 1000 毫升左右，将药浸泡 20 分钟后用武火煮沸，再以文火煎 40 分钟左右，取汁。药渣再加水 500 毫升，煎法同上。将两次药汁合并。

服法 每日 1 剂，分 2 次服。

功效 益气升提。适用于产后气虚下陷所致子宫脱垂。

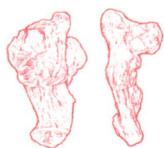

白术

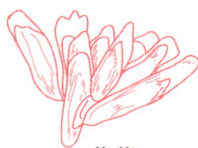

黄芪

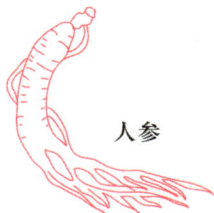

人参

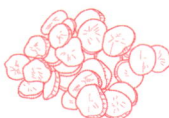

炙甘草

益鹤四君子汤

材料 党参、仙鹤草、生黄芪、夜交藤各 60 克，焦白术、阿胶珠、血余炭、茯苓各 9 克，炒升麻 24 克，桑寄生、菟丝子各 15 克。

制法 上药共加水 1000 毫升左右，将药浸泡 20 分钟后用武火煮沸，再以文火煎 40 分钟左右，取汁。药渣再加水 500 毫升，煎法同上。将两次药汁合并。

服法 每日 1 剂，分 2 次服。

功效 益气升陷。适用于产后崩下色红量多，子宫下垂。

🍲 自拟补气复位汤

材料 黄芪 60 克，当归、山茱萸各 15 克，党参、川续断、炙甘草各 30 克，土鳖虫、老松香、炒白术、诃子、鹿角胶各 9 克，接骨丹 1 条，柴胡 4.5 克，升麻、枯白矾各 3 克，肉苁蓉 12 克，三七（分次冲服）2.5 克。

制法 上药共加水 1000 毫升左右，将药浸泡 20 分钟后用武火煮沸，再以文火煎 40 分钟左右，取汁。药渣再加水 500 毫升，煎法同上。将两次药汁合并。

服法 每日 1 剂，分 2 次服。

功效 补中益气。适用于产后子宫脱垂，腰痛，小腹坠痛。

黄芪　当归　柴胡

炙甘草　党参

🍲 子宫下垂方

材料 全当归、土炒白术、怀山药各 13 克，生黄芪 25 克，大党参、云茯苓、鹿角胶各 10 克，软柴胡 5 克，升麻 8 克，生甘草 6 克，大枣 5 枚。

制法 上药共加水 1000 毫升左右，将药浸泡 20 分钟后用武火煮沸，再以文火煎煮 40 分钟左右，取汁。药渣再加水 500 毫升，煎法同上。将两次药汁合并。

服法 每日 1 剂，分 2 次服。

功效 健补脾胃，益气升阳。适用于产后子宫下垂，中气下陷证。

🍲 内补汤

材料 黄芪 30 克，熟附子（先煎）、沙苑子、肉桂、桑螵蛸、白蒺藜、茯神、紫菀、柴胡、人参、枳壳各 10 克，鹿茸 2 克，菟丝子、肉苁蓉、升麻各 15 克。

制法 上药共加水 1000 毫升左右，将药浸泡 20 分钟后用武火煮沸，再以文火煎煮 40 分钟左右，取汁。药渣再加水 500 毫升，煎法同上。将两次药汁合并。

服法 每日 1 剂，分 2 次服。

功效 补肾固脱，培元升提。适用于产后子宫脱垂肾虚证。

🍲 补气益肾方

材料 党参、黄芪、川续断、桑寄生、煅龙骨（先煎）、牡蛎（先煎）各 15 克，升麻、柴胡、杜仲炭、车前子、黄柏各 9 克。

制法 上药共加水 1000 毫升左右，将药浸泡 20 分钟后用武火煮沸，再以文火煎煮 40 分钟左右，取汁。药渣再加水 500 毫升，煎法同上。将两次药汁合并。

服法 每日 1 剂，分 2 次服。

功效 补肾固脱，培元升提。适用于产后子宫脱垂肾虚证。

药 茶

鲜蕹菜汁

材料 鲜蕹菜 250 克，白糖适量。

制法 将鲜蕹菜洗净，绞取汁液，加白糖调味。

服法 每日 2 次，饮服。

功效 清热解毒。适用于产后湿热所致子宫脱垂，症见红肿溃烂，黄水淋漓，带下量多黄臭等。

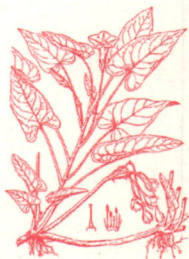

鲜蕹菜

金银花山楂茶

材料 金银花、菊花、山楂各 50 克，精制蜜 500 毫升，食用香精 2 毫升。

制法 先将金银花洗净，用水泡发后，放入锅内；山楂拍破；菊花摘净。将上 3 味一同放入锅内，加水 300 毫升左右，用武火烧沸，文火再煮 30 分钟，去渣取汁。

再将蜂蜜倒入干净锅内，用文火保持微沸，烧至色微黄、黏手成丝，将炼制蜂蜜缓缓倒入药汁内拌匀，等蜂蜜全部溶化后，用一层纱布过滤去渣，入香精，冷却即成。

服法 每次 50 ~ 100 毫升，每日 3 次，当茶饮。

功效 清热解毒，化瘀消积，润燥疏风。适用于产后湿热所致子宫脱垂。

葵花盘茶

材料 完整葵花盘 1 个。

制法 上药加水适量煎煮，去渣取汁。

服法 每日 1 剂，分 2 次服。

功效 益气生举。适用于产后子宫脱垂气血两虚证。

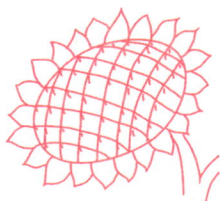

葵花盘

枳壳糖浆

材料 炒枳壳 60 克，升麻 15 克，黄芪 30 克，红糖 100 克。

制法 将前 3 味中药加水 800 毫升，煎取 600 毫升，加入红糖稍煮即可。

服法 每次服 200 毫升，每日 3 次。

功效 补气升阳。适用于产后气虚下陷所致子宫脱垂。

药 粥

黄鳝小米粥

材料 黄鳝 1 条，小米 50～100 克，食盐少许。

制法 先将黄鳝去内脏洗净，切丝后与小米同煮粥。粥成后调入食盐稍煮即成。

服法 空腹温热食。

功效 益气补虚。适用于产后气虚所致子宫脱垂。

补中益气粥

材料 党参、黄芪各 15 克，白术 12 克，升麻、当归各 6 克，柴胡、陈皮各 3 克，小米 50 克，红糖适量。

制法 将前 7 味中药加水煎煮，去渣取汁，加入洗净的小米、红糖同煮成粥。

服法 每日 1～2 次，温热食。

功效 补益中气，升阳举陷。适用于产后气虚下陷所致子宫脱垂。

龙胆泻肝粥

材料 龙胆草、黄芩、山栀子、泽泻、车前子、当归各 10 克，升麻、茯苓各 9 克，黄柏、知母、通草各 6 克，柴胡 5 克，枳壳 20 克，粳米 100 克，红糖适量。

制法 将前 13 味中药加水煎煮，去渣取汁，加入洗净的粳米煮粥，粥成后调入红糖即可。

服法 早、晚温热食。

功效 清热利湿，佐以升提。适用于产后湿热下注所致子宫脱垂。

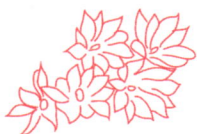
龙胆草

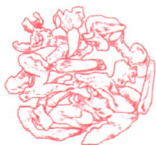
黄芩

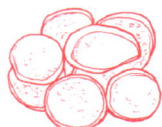
泽泻

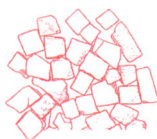
茯苓

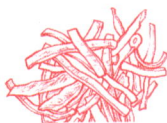
黄柏

黄芪首乌粥

材料 黄芪、何首乌各30克，鸡蛋2个，小米50克，红糖适量。

制法 将黄芪、何首乌用布包好，与小米同煮成粥；粥熟后捞出药包不用，将鸡蛋打入粥内，并加红糖调匀煮熟即可。

服法 每日2次，温热食。

功效 益气养血。适用于产后气虚型子宫脱垂。

党参小米粥

材料 党参30克，升麻10克，小米50克，红糖适量。

制法 先水煎党参、升麻，去渣取汁，加入洗净的小米、红糖同煮为粥。

服法 空腹温热食，每日 2 次。

功效 益气升提。适用于产后气虚所致子宫脱垂。

药 汤

🍲 当归黄芪汤

材料 黄芪 100 克，当归 50 克，升麻 25 克，糯米 150 克。

制法 将前 3 味药共研末，和糯米一起入炖盅中炖熟即成。

服法 每日 1 剂，分 2 次服。

功效 补气升阳。适用于产后子宫脱垂气虚证。

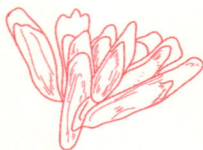 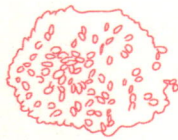 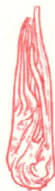

黄芪　　　　　　糯米　　　　　当归

🍲 升麻黑芝麻汤

材料 猪大肠 30 厘米，升麻 10 克，黑芝麻 60 克。

制法 将猪大肠清洗干净，纳入升麻、黑芝麻后，两头扎紧，加清水适量，煮熟后去升麻及芝麻，调味即成。

服法 吃肠饮汤，每两日 1 次，连吃 3～5 次。

功效 补气升阳。适用于产后子宫脱垂气虚证。

🍲 黄芪杉树皮汤

材料　黄芪 50 克，杉树皮 100 克，韭菜子 20 克。

制法　上药加水适量煎煮，去渣取汁，冲红糖适量调味。

服法　每日 1 剂，连服 3 剂。

功效　补气升阳。适用于产后子宫脱垂气虚证。

🍲 红鸡冠花蓖麻汤

材料　红鸡冠花根、红蓖麻根、红牡丹根各 30 克，石榴根
　　　　皮 20 克。

制法　上药加水适量煎煮，去渣取汁。

服法　每日 1 剂，分 2 次服。

功效　补气升阳。适用于产后子宫脱垂气虚证。

保 健 菜 肴

🍲 金樱子盖母草炖鸡

材料　金樱子根、蓖麻根各 120 克，棉花根、益母草各 30 克，
　　　　母鸡 1 只。

制法　将上药煎汁后同母鸡炖至熟即成。

服法　服食鸡肉及药汤。

功效　补中益气，升提举陷。适用于产后气虚型子宫脱垂。

🍲 黄芪枸杞炖鸽子

材料　鸽子 1 只，黄芪、枸杞子各 30 克。

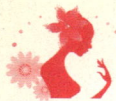

制法 将鸽子宰杀，去毛及内脏，洗净，切块；再将黄芪、枸杞子用纱布包好，同鸽子放炖盅内，加水适量隔水炖熟，去药包。

服法 饮汤吃鸽肉，隔日 1 次，连服 10 ~ 15 日。

功效 益气养血。适用于产后肾气虚所致子宫脱垂。

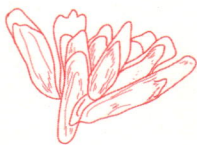
黄芪

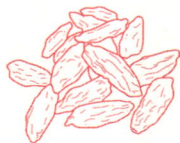
枸杞子

🍲 首乌炖母鸡

材料 何首乌 30 克，嫩母鸡（约 500 克）1 只，生姜 10 克，植物油、食盐、料酒各适量。

制法 将鸡宰杀去毛、肠杂及脚爪洗净，放入大炖盅内；何首乌洗净，切碎粒状，用纱布袋装好，扎紧口，纳入鸡腹内，加清水适量，隔水炖至鸡肉离骨时，去掉何首乌，加植物油、食盐、生姜丝、料酒拌匀，继续炖 10 ~ 20 分钟。

服法 食鸡肉喝汤。

功效 益肾补血。适用于产后肾虚所致子宫脱垂。

🍲 升麻黄芪炖鸡肉

材料 升麻 9 克，黄芪 15 克，鸡肉 250 ~ 300 克。

制法 将鸡肉洗净切块，装入大炖盅内；升麻、黄芪洗净后用干净纱布包好，放入大炖盅内，加水 300 ~ 500

毫升，上笼蒸至鸡肉熟烂，去纱布包。

服法 食肉喝汤。

功效 补益气血，升提阳气。适用于产后气虚下陷所致子宫脱垂。

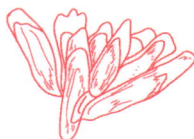

黄芪

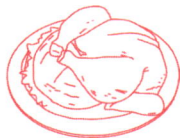

鸡肉

🍲 巴戟炖猪大肠

材料 巴戟天 50 克，猪大肠 250 ~ 300 克。

制法 猪大肠翻转，以粗盐洗净后再翻转复原；将巴戟天纳入大肠内，加水适量，隔水炖至猪大肠熟烂，去巴戟天不用。

服法 吃猪大肠，每周 2 次。

功效 补肾壮阳调血。适用于产后肾虚所致子宫脱垂。

药浴疗法

法一

组方 枳壳、益母草、黄柏、金银花各 15 克，蛇床子、紫草根各 9 克。

用法 将上药研碎，加水 3 升浸泡煎煮，滤去药渣，将药液倒入盆内，趁热熏洗，坐浴，每晚 1 次，连用 1 ~ 2 周。

法二

组方 蛇床子、乌梅各 60 克。

用法 上药加水适量煎煮，去渣取汁。熏洗，每日 1 次。

法三

组方 白鲜皮、紫背浮萍各 50 克。

用法 上药加水适量煎煮，去渣取汁。趁热先熏后洗，每日 1 ～ 2 次。

法四

组方 鱼腥草适量。

用法 上药加水适量煎煮，去渣取汁。每日熏洗数次。

法五

组方 白胡椒、附子、白芍、肉桂、党参各 20 克，五味子、椿根皮各 100 克。

用法 将上药捣成粗末，加水浸泡煎煮，滤去药渣倒入盆内，待温不烫皮肤洗浴阴部。每日 2 次，每次 20 分钟。

法六

组方 黄柏、枳壳各 15 克，明矾 40 克，石榴皮 18 克，五味子 20 克。

用法 将上药捣成粗末，加水浸泡煎煮 20 分钟，滤去药渣倒入盆内，待温坐浴浸洗阴部。每日 2 次，每次 20 分钟，连洗 2 周。

法七

组方 椿根白皮 50 克，乌梅 25 克。

用法 上药加水适量煎煮，去渣取汁。用药汁熏洗患处，每日 1 ~ 2 次。

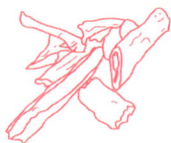
椿根白皮

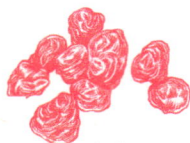
乌梅

患 者 须 知

一、病因

产后子宫脱垂的病因，主要是因为妊娠子宫增大，加重子宫负担，分娩时产程处理不当，损伤盆腔组织，或因产后过早过重的劳动等，均可影响子宫、盆腔组织的恢复，造成子宫脱垂。

中医学认为，产后子宫脱垂多因产后气虚，中气下陷，冲任不固，或劳力过度，失于固摄所致。

二、症状

患者自觉腹部下坠，腰酸、走路和下蹲时更明显，严重时脱出的块物不能还纳，影响行动。子宫颈由于长期暴露在外而发生黏膜表面增厚、角化或发生糜烂、溃疡。患者白带增多，有时呈脓样或带血，有的发生月经紊乱，经血过多。

　　子宫脱垂是子宫沿阴道向下移位，根据脱垂的程度可分为3度：

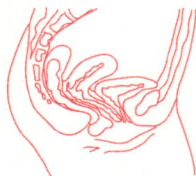
正常子宫

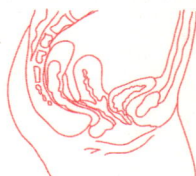
子宫Ⅰ度脱垂

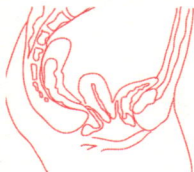
子宫Ⅱ度脱垂

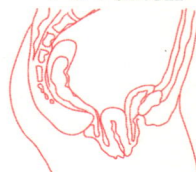
子宫Ⅲ度脱垂

1. 子宫Ⅰ度脱垂

子宫脱垂无须治疗，注意休息即可恢复。

2. 子宫Ⅱ度脱垂

指子宫颈已脱出阴道口外，而子宫体或部分子宫体却仍在阴道内。但因包括范围较大，轻者仅宫颈脱出阴道口外，重者可因宫颈延长，以致延长的宫颈和阴道壁全部脱出阴道口外。

　　Ⅱ度子宫脱垂又分轻、重两型：①轻Ⅱ度：子宫颈和部分阴道前壁翻脱出阴道口外。②重Ⅱ度：宫颈和部分宫体以及阴道前壁大部或全部均翻脱出阴道口外。

3. 子宫Ⅲ度脱垂

指整个子宫体和宫颈以及全部阴道前壁和部分阴道后

壁均翻脱出阴道口外。

三、诊断

主要根据体征。此外，还需做一定的检查。嘱患者不解小便，取膀胱截石术位。检查时先让患者咳嗽或进气来增加腹压，观察有无尿液自尿道口溢出，来判断是否有张力性尿失禁，然后排空膀胱，进行妇科检查。首先注意在不用力情况下，阴道壁脱垂和子宫脱垂的情况，并注意外阴情况及会阴破裂程度。阴道窥器观察阴道壁和宫颈有无溃烂，有无子宫直肠窝疝。阴道内诊时应注意两侧肛提肌状况，确定肛提肌裂隙宽度，宫颈位置，然后明确子宫大小，在盆腔中的位置和附件有无炎症或肿瘤。最后嘱患者运用腹压，必要时可取蹲位，使子宫脱出再进行扪诊，以确定子宫脱垂的程度。

主编提示

如何预防产后子宫脱垂？

子宫脱垂重点是在预防。子宫脱垂除个别病例为先天性脱垂外，绝大多数患者与生育及劳动强度有关，因此，积极做好下述各项措施，将能有效地预防子宫脱垂的发生或加重。

①积极开展计划生育工作，防止多产。

②严密观察产程及提高接生技术，避免产程延长，正确处理难产。

③普及产后保健，产后避免使腹压增加的劳动。

④积极防治慢性支气管炎、便秘等疾病，加强营养，增强体质。

产后痉证

产褥期中，突然出现项背强直，四肢抽搐甚至牙关紧闭，角弓反张者，称为产后痉证。

中药方剂

🍲 解毒止痉汤

材料 荆芥穗 12 克，全蝎、蜈蚣（分吞）各 4 克。

制法 上药共加水 1000 毫升左右，将药浸泡 20 分钟后用武火煮沸，再以文火煎煮 40 分钟左右，取汁。药渣再加水 500 毫升，煎法同上。将两次药汁合并。

服法 每日 1 剂。早晚各 1 次，温热口服。

功效 解毒祛风止痉。适用于感染邪毒型产后痉证。

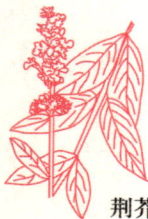

荆芥穗

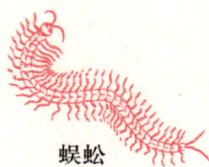

蜈蚣

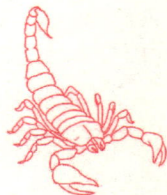

全蝎

三甲复脉汤

材料 白芍、生地黄、钩藤（后下）各 15 克，阿胶（烊化，冲服）、麦冬、天麻各 10 克，龟甲（先下）、鳖甲（先下）各 12 克，石菖蒲 6 克，牡蛎（先下）20 克，甘草 5 克。

制法 上药共加水 1000 毫升左右，将药浸泡 20 分钟后用武火煮沸，再以文火煎煮 40 分钟左右，取汁。药渣再加水 500 毫升，煎法同上。将两次药汁合并。

服法 每日 1 剂。早晚各 1 次，温热口服。

功效 滋阴养血，柔肝熄风。适用于血虚型产后痉证。

养血祛风汤

材料 荆芥穗 10 克，当归 8 克，桑寄生 15 克，钩藤（后下）12 克。

制法 上药共加水 1000 毫升左右，将药浸泡 20 分钟后用武火煮沸，再以文火煎煮 40 分钟左右，取汁。药渣再加水 500 毫升，煎法同上。将两次药汁合并。

服法 每日 1 剂。早晚各 1 次，温热口服。

功效 养血祛风。适用于外感风寒型产后痉证。

药 茶

黄瓜花茶

材料 阴干黄瓜花 10 克。

制法 以上 1 味，沸水冲泡。

服法 代茶频饮。

功效 清热养血平肝。适用于产后痉证。

☕ 霜茄子茶

材料 茶叶 3 克，经霜茄子 1 个，红糖 20 克。

制法 水煎取汁。

服法 代茶饮，每日 2 次。

功效 祛风通络，活血滋养。适用于产后痉证。

药　粥

🍲 黑豆粥

材料 黑豆 100 克，盐少许。

制法 黑豆加水久煮至烂熟，并加盐少许，调匀。

服法 随意食用。

功效 活血，利水，祛风，解毒。适用于产后痉证。

药　汤

🍲 海鳗艾叶汤

材料 海鳗鱼头 2 个，艾叶（干品）100 克。

制法 将鳗鱼头洗净，与艾叶加水煎煮。

服法 食肉，饮汤，每剂分 2 次服用。

功效　理气，散寒，祛风。适用于产后痉证。

黑豆棉子汤

材料　黑豆 60 克，棉花子 120 克，槐子（炒）15 克。

制法　将上 3 味洗净，放入砂锅中，加水适量煎汤。

服法　顿服，每日 1 剂。

功效　理血，祛风，解毒。适用于产后痉证。

十全大补汤

材料　龟 1 只（重约 500 克），党参、炙黄芪、炒白术、酒白芍、茯苓各 10 克，肉桂（去粗皮）3 克，干地黄、当归各 15 克，川芎、炙甘草各 6 克，生姜 3 片，大枣 5 枚。

制法　将党参、黄芪、白术、白芍、茯苓、肉桂、干地黄、当归、川芎、甘草等药锉为细末，每次取 10 克用布袋包紧；将龟放入盆中倒入热水，使其排尽二便，洗净、剁头、足，除去内脏，与药袋、生姜、枣一并放入砂锅内，加水适量。先用武火煮开，再用文火慢煮至龟肉熟透即成，拣去药袋。

服法　饮汤，吃龟肉。

功效　补气养血。适用于气血两虚之产后痉证。

天麻贻贝汤

材料 贻贝30克，天麻、枸杞子、干地黄、龟板、鳖甲、生牡蛎各15克。

制法 将上7味药洗净，放入砂锅中，加清水适量，煲汤。

服法 每日1剂，饮汤，吃贻贝。

功效 补肝肾，益精血，熄风润筋。适用于血虚型产后痉证。

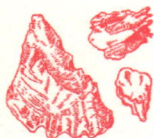 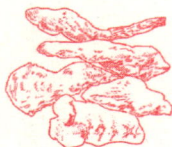 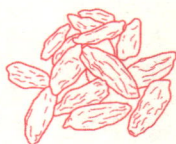

生牡蛎　　　干地黄　　　枸杞子

定风甲鱼汤

材料 甲鱼1只（重约500克），干地黄、生白芍各12克，麦门冬9克，阿胶、生龟板各15克，生牡蛎30克，鸡子黄1个，黄酒、精盐各适量。

制法 将甲鱼宰杀，去头及内脏，洗净，切块，放入砂锅中；将上述中药放入纱布袋中扎紧，放入甲鱼锅中，加清水适量，置武火上煮沸，然后改文火炖。待甲鱼肉烂，除去药包。入鸡子黄，加少许精盐、黄酒调味。

服法 饮汤，吃甲鱼肉。

功效 滋阴养血，柔肝熄风。适用于血虚型产后痉证。

保健菜肴

醋浸木耳

材料 黑木耳 30 克，醋 50 克。

制法 将黑木耳用醋浸 2 小时，煮熟即成。

服法 1 剂分 2 次吃完。

功效 补气益血，润燥止痛。适用于产后痉证。

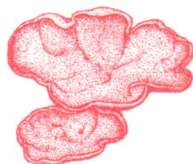
黑木耳

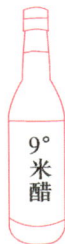
米醋

药浴疗法

组方 当归 100 克，天麻、全蝎、胆南星各 10 克，僵蚕 15
克，蜈蚣 2 条。

用法 取上药水煎熏洗双手，每次 20 ～ 30 分钟，每日 2 次。

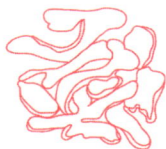
当归

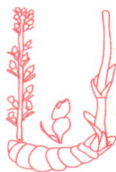
天麻

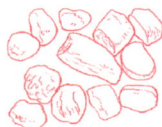
胆南星

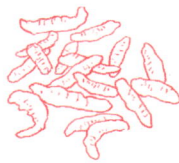
僵蚕

患者须知

一、病因

产后痉证主要是因为产后失血伤津，阴虚内热，筋无所养；或产时创伤，感染邪毒直窜筋脉；或产后外感风寒；或产后湿热阻络。

二、症状

本病可以分为几种类型，症状如下：

1. 血虚

产后出血过多，突然发痉。面色苍白，牙关紧闭，手足抽搐。舌质淡，脉虚细。

2. 外感风寒

产后失血较多，发热汗出恶风，项背强急。苔薄白，脉浮弦。

3. 感染邪毒

产后肌肉痉挛，身热恶寒，牙关紧闭，颈项强直，甚则角弓反张，面呈苦笑。舌黯红，苔薄黄，脉弦劲。

三、诊断

产后发生四肢抽搐，项背强直，甚则角弓反张，是这种病的诊断依据。临床须与产后癫病等相鉴别。本病多有高血压、水肿和蛋白尿等表现；癫痫以往有同样发作史；高热之抽搐必有热象可辨，以此鉴别。

主编提示

应如何预防产后痉证?

1. 预防产后大出血，注意产后保健。

2. 在一定程度上多休息，来赢取更好的精神。

产后咳喘

产褥期内，产妇因起居不慎或因淤血上犯或产时耗血等因素导致咳喘的，称为产后咳喘。

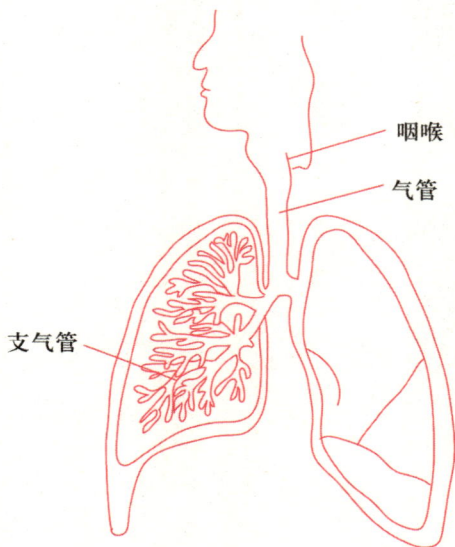

咽喉

气管

支气管

中药方剂

沙参麦冬汤

材料 沙参 12 克，麦冬 12 克，玉竹 6 克，生甘草 3 克，桑叶 5 克，生扁豆 6 克，天花粉 5 克，益母草 12 克，阿胶 9 克（烊冲），五味子 5 克。

制法 上药共加水 1000 毫升左右，将药浸泡 20 分钟后用武火煮沸，再以文火煎煮 40 分钟左右，取汁。药渣再加水 500 毫升，煎法同上。将两次药汁合并。

服法 每日 1 剂。早晚各 1 次，温热口服。

功效 滋阴清肺止咳。适用于肺燥型产后咳喘。

参附汤

材料 制附子 9 克（先煎），红参 9 克（另煎冲）（厥脱气喘、脉微细者急服）。

制法 上药共加水 1000 毫升左右，将药浸泡 20 分钟后用武火煮沸，再以文火煎煮 40 分钟左右，取汁。药渣再加水 500 毫升，煎法同上。将两次药汁合并。

服法 每日 1 剂。早晚各 1 次，温热口服。

功效 补气平喘。适用于气虚型产后咳喘。

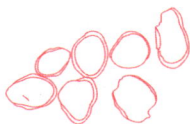
制附子

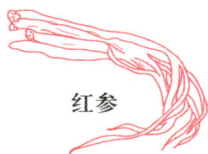
红参

参苏饮

材料 党参 9 克，葛根 10 克，前胡 10 克，制半夏 10 克，茯苓 12 克，旋覆花 10 克，紫苏叶 9 克，枳壳 9 克，陈皮 6 克，桔梗 9 克，炙甘草 5 克，生姜 4 片，大枣 5 枚。

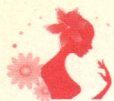

制法 上药共加水 1000 毫升左右，将药浸泡 20 分钟后用武火煮沸，再以文火煎煮 40 分钟左右，取汁。药渣再加水 500 毫升，煎法同上。将两次药汁合并。

服法 每日 1 剂。早晚各 1 次，温热口服。

功效 疏风散寒，宣肺平喘。适用于风寒型产后咳喘。

药　茶

🍵 双仁生姜茶

材料 杏仁 15 克，桃仁、生姜各 12 克，红糖适量。

制法 将上 3 味捣烂，再加入适量红糖，放入锅内炖烂。

服法 每日 1 次，温服。

功效 化瘀活血，宣肺止咳。适用于产后咳喘。

🍵 苏子人参茶

材料 苏子 15 ~ 20 克，人参 9 克。

制法 苏子水煎汁 1 碗，人参另炖，二者混合。

服法 代茶饮，顿服。

功效 益气，止咳。适用于产后咳喘。

🍵 核桃人参茶

材料 核桃肉、人参各 6 克。

制法 水煎取汁。

服法 代茶饮，顿服。

功效　益气，平喘。适用于产后咳喘。

当归川芎红花茶

材料　当归8克，川芎、红花各6克，桃仁、杏仁、延胡索各10克，川贝4克。

制法　水煎取汁。

服法　代茶饮，早晚2次分服，每日1剂。

功效　化瘀止咳。适用于产后咳喘。

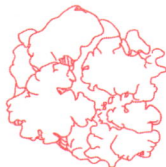
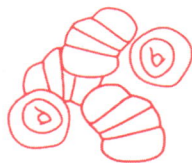
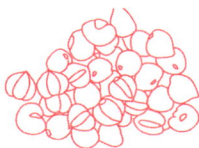

川芎　　　　　延胡索　　　　　川贝

百部桔梗茶

材料　百部根、桔梗各6克，桑白皮12克，干百合、赤茯苓各8克。

制法　水煎取汁。

服法　代茶饮，每日1剂。

功效　滋阴清肺。适用于肺燥之产后咳喘。

杏橘生姜茶

材料　红茶叶、橘皮各2克，生姜3片，杏仁（打碎）3克，红糖适量。

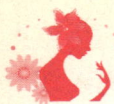

制法 将上 5 味放入茶杯中，以沸水冲泡 10 分钟即可。

服法 代茶饮用。

功效 散寒止咳。适用于外感风寒之产后咳喘。

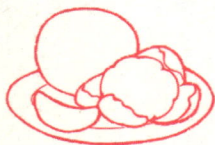　　　　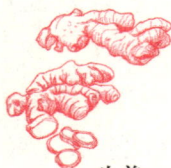　　　　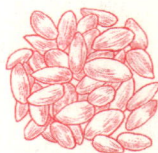

橘皮　　　　　　　　生姜　　　　　　　　杏仁

药　粥

二仁粳米粥

材料 桃仁 15 克，杏仁 9 克，粳米 100 克。

制法 将桃仁、杏仁去皮、尖，用水研汁。汁与淘洗净的粳米一并放入锅中，加水适量，同煮成粥。

服法 早晚餐温热食用。

功效 活血化瘀，宣肺止咳。适用于产后咳喘。

麦贝粥

材料 麦冬 15 克，川贝粉 10 克，粳米 50 克，冰糖适量。

制法 将麦冬洗净，加水煎煮，取汁去渣，放入粳米、冰糖煮粥，待米汤未稠时，调入贝母粉，改文火稍煮片刻，粥稠时即成。

服法 早晚餐温热食用。

功效 滋阴清肺，化痰止咳。适用于阴虚、肺燥之产后咳喘。

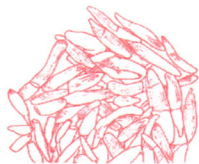

麦冬

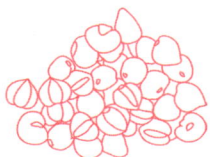

川贝

沙参玉竹粥

材料 沙参 20 克，玉竹 15 克，粳米 100 克，冰糖 20 克。

制法 将玉竹、沙参条泡软、洗净，加清水烧沸。再加入淘洗净的粳米，待粳米将熟时，拣出沙参条、玉竹条。加入冰糖，煮至粥稠。

服法 分 2 次早晚餐温热食用。

功效 滋阴润肺，止咳祛痰。适用于阴虚肺热之产后咳喘。

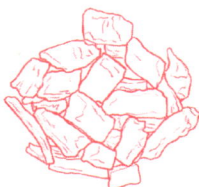

沙参

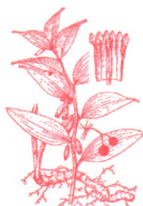

玉竹

二母粥

材料 知母、贝母、茯苓、党参、桃仁各 3 克，粳米 50 克，红糖适量。

制法 将上 5 味中药水煎，取汁去渣，加入洗净的粳米煮粥，粥成后调入红糖。

服法 早晚餐温热食用。

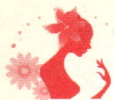

功效 理气活血，宣肺止咳。适用于产后恶露上攻、肺气不宣、上逆而咳。

百合杏仁粥

材料 鲜百合50克，杏仁10克，粳米50克，白糖适量。

制法 将杏仁去皮、尖，打碎，同鲜百合、粳米共煮为稀粥。加白糖调味。

服法 早晚餐温热食用。

功效 润肺止咳，清心安神。适用于阴虚之产后咳喘。

桔梗益母粥

材料 桔梗、前胡、山楂、枳壳各10克，益母草15克，赤芍、花粉、陈皮、延胡索、丹皮、甘草各6克，粳米100克，红糖适量。

制法 将上11味中药加水煎煮，取汁去渣，放入洗净的粳米煮成粥，调入红糖适量即可。

服法 早晚餐温热食用。

功效 理气活血，宣肺化痰止咳。适用于产后咳喘。

药 汤

润肺银耳汤

材料 水发银耳400克，荸荠100克，甜杏仁10克，桂圆肉30克，生姜、葱、精盐、植物油、白糖各适量。

制法 将荸荠削皮，洗净，切碎放入砂锅中，加水煮 2 小时取汁备用；杏仁去皮，入开水锅煮 10 分钟，再入清水中漂去苦味，放碗中加清水 100 毫升；桂圆肉洗净，与杏仁一起入笼蒸 50 分钟取出，备用；将银耳入沸水煮片刻捞出。炒锅上中火，加植物油少许，放葱、生姜、精盐和水，把银耳放入煮 3 分钟捞出，放在蒸锅内，加荸荠汁、精盐、白糖入笼蒸 50 分钟，然后再放入杏仁、桂圆蒸 15 分钟即成。

服法 佐餐食用。

功效 滋阴润肺，养血润肠。适用于阴虚之产后咳喘。

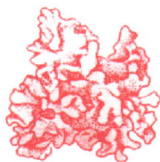 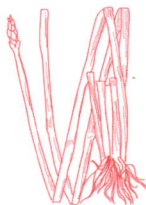 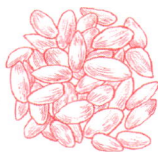

| 水发银耳 | 荸荠 | 甜杏仁 |

生化汤

材料 当归 9 克，川芎 9 克，红花 6 克，桃仁 10 克，杏仁 10 克，象贝 10 克，炙甘草 5 克，延胡索 10 克。

制法 上药共加水 1000 毫升左右，将药浸泡 20 分钟后用武火煮沸，再以文火煎煮 40 分钟左右，取汁。药渣再加水 500 毫升，煎法同上。将两次药汁合并。

服法 每日 1 剂。早晚各 1 次，温热口服。

功效 化瘀止咳平喘。适用于血瘀型产后咳喘。

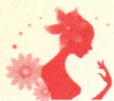

保健菜肴

🍲 北杏炖雪梨

材料　北杏 10 个，雪梨 1 个，白糖 30～50 克。

制法　将北杏、雪梨、白糖同放入炖盅内，加清水半碗隔水炖 1 小时。

服法　每日 2 次，食雪梨，饮汤。

功效　清热润肺，化痰止咳。适用于阴虚之产后咳喘。

🍲 仙茅根炖猪肺

材料　仙茅干根 30 克，猪肺 200 克，精盐、味精各适量。

制法　将肺气管套在自来水龙头上，冲尽肺叶中的血液，使它无一点红色，变成白色，倒去水分，放入冷水锅内烧开来过捞出洗净，再放入开水锅，煮到五成烂时捞出，剔去肺小管，切成片，与仙茅根一同放砂锅中，加水适量，用武火烧开后转用文火炖煮 2 小时，稍加精盐、味精。

服法　佐餐食用。

功效　滋阴清肺。适用于肺虚之产后咳喘。

药浴疗法

法一

组方　鱼腥草 60 克，苏子、地龙各 30 克，白芥子、莱菔子、五味子各 20 克，沉香 10 克，鸡蛋 2 只。

用法 将前 6 味药同鸡蛋一起放入锅内加水煎煮 30 分钟，加入沉香文火稍煎，取蛋食用，滤出药液温洗双足。每晚 1 次，8 日为 1 个疗程。

法二

组方 鱼腥草 100 克。

用法 将鱼腥草放入蒸锅内煮沸后，按全身汽雾浴法在浴罩内进行。每日 2 次，每次 30 分钟。

法三

组方 枇杷叶、杏仁、紫苏叶各 30 克。

用法 将上药放入蒸锅内加适量水煎煮 2 次，合并药液，用药液擦浴全身，每次 10 分钟，每日 2 次，用药 1 剂。擦浴时注意保暖。

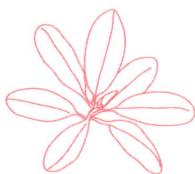
枇杷叶

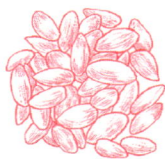
杏仁

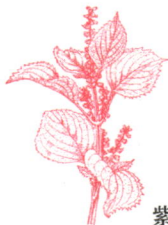
紫苏叶

法四

组方 胡椒 7 粒，桃仁 10 粒，杏仁 4 粒，栀子仁 10 克。

用法 将上药加水煎取药液 1.5 升，当药液温度降至 40℃ ~ 50℃之间时，将双足放入药液中浸泡。每次

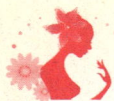

30 分钟，每日 3 次。

患 者 须 知

一、病因

1. 风寒犯肺

产后气虚，卫阳不固，皮毛不充，腠理失密，风寒外邪乘虚侵袭于肺，肺失宣降，发为咳喘。

2. 瘀血犯肺

产后瘀血停滞，上犯于肺，肺气失于宣降，发为咳喘。

3. 阴虚肺燥

产时失血过多，耗气伤阴，阴虚生热，上灼肺络，而致咳嗽。

4. 气虚

多因产时失血过多，营血突然暴脱，以致营阴不能为卫阳内守，故致孤阳上越，气脱作喘。

二、症状

本病可以分成几种类型，症状如下：

1. 风寒

新产后咳喘痰多，色白黏稠，恶寒发热，鼻流涕。苔薄白，舌淡红，脉浮滑。

2. 血瘀

新产后咳喘气急，痰少黏稠，胸膈胀闷。苔薄白，舌质黯红，脉弦滑。

3.肺燥

新产后干咳少痰或无痰，咽干，伴有午后潮热，颧赤。舌红少津无苔，脉细数。

4.气虚

新产后气喘，急促不安，汗出不止。苔薄白，舌淡红，脉虚浮无根（此型有产后大出血病史，诊断时须了解出血是否已止）。

三、诊断

（1）产前无咳喘病症，在产褥期发生的咳、喘，或咳喘病症的，这里统称为咳喘。

（2）发生咳喘应做肺部听诊及肺部X线透视或摄片，以了解咳喘的病因和程度。同时做血常规检查，了解肺部有无感染及其程度。

（3）如见气脱作喘者须测血压和心功能检查，了解出血情况，防止虚脱亡阳。

主编提示

如何预防及调养产后咳喘？

1.若是气候急剧变化的季节，应随时增减衣服。

2.饮食要清淡，忌烟酒及虾蟹之类的食物。

3.适当增加体育锻炼，提高机体抵抗力，增强免疫功能。

产后缺乳

　　产妇在哺乳时乳汁甚少或全无，不足够甚至不能喂养婴儿者，称为产后缺乳。缺乳的程度和情况各不相同：有的开始哺乳时缺乏，以后稍多但仍不充足；有的全无乳汁，完全不能喂乳；有的正常哺乳，突然高热或心情过极后，乳汁骤少，不足于喂养婴儿。

中药方剂

通乳丹

材料　人参30克，生黄芪30克，当归60克，麦冬15克，通草9克，桔梗9克，七孔猪蹄2只（去爪壳），水煎服（亦可先煮猪蹄取汁煎药）。

制法　上药共加水1000毫升左右，将药浸泡20分钟后用武火煮沸，再以文火煎煮40分钟左右，取汁。药渣再加水500毫升，煎法同上。将两次药汁合并。

服法　每日1剂。早晚各1次，温热口服。

功效　补气养血通乳。适用于气血亏虚型产后缺乳。

下乳涌泉散

材料　当归、川芎、天花粉、白芍各30克，生地黄30克，青皮、漏芦、桔梗、通草、白芷各 15 克，穿山甲 45 克，王不留行 90 克，甘草 7.5 克。

制法 上药共研细末。

服法 每日 1 次，用 6 ~ 9 毫升黄酒调服。

功效 疏肝解郁，通络下乳。适用于肝郁气滞型产后缺乳。

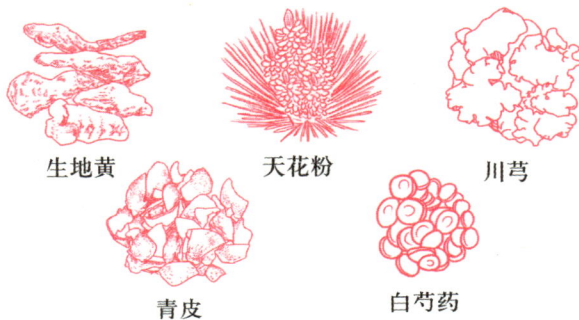

生地黄　　　　　天花粉　　　　　川芎

青皮　　　　　　白芍药

药　茶

黑芝麻茶

材料 黑芝麻 50 克。

制法 将黑芝麻捣碎，加水适量煮汁。

服法 代茶饮。每日 2 ~ 3 次。

功效 补肝肾，润五脏。适用于产后缺乳。

西瓜子当归茶

材料 西瓜子 60 克，当归 15 克。

制法 水煎取汁。

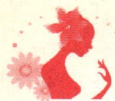

服法 代茶饮。

功效 养血通乳。适用于血虚之产后缺乳。

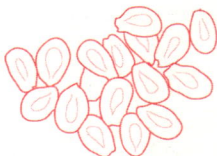

西瓜子

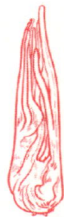

当归

药 粥

🍲 通乳花生粥

材料 花生 50 克，粳米 100 克，沙参 10 克，冰糖适量。

制法 花生洗净后捣烂，粳米淘洗净，一同入锅，加水煮成稀粥，至米烂汤稠时，加冰糖稍煮即成。

服法 早晚餐空腹食用，每日 1 剂，连服 3 ~ 5 日。

功效 健脾养胃，益气通乳。适用于脾胃虚弱型产后乳汁不通。

🍲 红薯粥

材料 红薯 200 克，粳米 100 克。

制法 红薯洗净，去皮，切成块；粳米淘洗净。两者一同入锅，加水煮成稀粥。

服法 早晚餐空腹食用。

功效 健脾养胃，益气通乳，润肠通便。适用于产后缺乳。

鲤鱼汁粥

材料 鲤鱼1尾（重约500克），粳米100克，生姜末少许，葱2根，香油少许，黄酒数滴，精盐适量。

制法 活鲤鱼剖肚，去内脏，勿去鱼鳞，洗净后以小火煮汤，同时加入生姜末、黄酒，煮至鱼肉脱骨刺为宜，去骨刺留汁备用；粳米洗净煮粥，待粥汁黏稠时，加鱼汁与精盐调匀，稍煮片刻即成。食用时加入香油及精盐。

服法 早晚餐空腹食用。

功效 利水消肿，下乳。适用于产后缺乳。

猪蹄通草粥

材料 猪蹄2只，通草5克，漏芦15克，粳米100克，葱白2根，油、盐各少许。

制法 猪蹄洗净，切块。通草、漏芦加水煎汤代水，与猪蹄、粳米煲粥，粥成加葱白、油、盐调味。

服法 分次服食，服至乳多为止。

功效 疏肝理气，通乳。适用于肝郁气滞型产后缺乳。

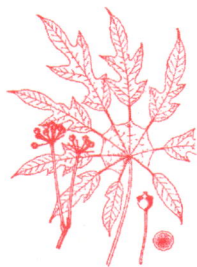

通草

通肝生乳粥

材料 白术、白芍、当归、麦冬、柴胡各9克，熟地黄12克，通草3克，远志、甘草各6克，粳米100克，红糖适量。

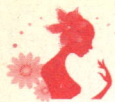

制法　将上9味中药加水煎煮，取汁去渣，放入洗净的粳米和红糖同煮成稀粥即成。

服法　早晚餐空腹食用。每日1剂。

功效　疏肝解郁，通络下乳。适用于肝郁气滞型产后缺乳。

猪蹄佛手粥

材料　猪蹄1～2只，佛手12克，通草3～5克，漏芦10～15克，粳米100克，葱白2茎。

制法　将猪蹄去毛，洗净，水煎取浓汁；水煎通草、漏芦、佛手，取汁去渣。然后将猪蹄汤和药汁同粳米煮粥，待粥将熟时，放入葱白稍煮即可。

服法　早晚餐空腹食用。

功效　疏肝理气，通乳汁，利血脉。肝郁气滞型产后缺乳。

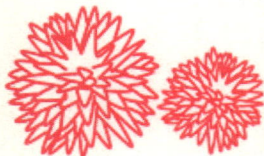

漏芦

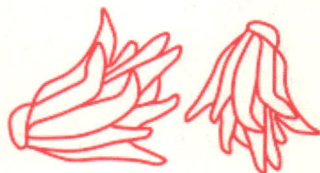

佛手

药 汤

猪蹄芎归汤

材料　猪蹄2只，当归10克，川芎5克。

制法　猪蹄去毛、洗净后切块，与川芎、当归共放入陶瓷炖盅，加水适量，隔水炖至烂熟。

服法 饮汁吃肉，一般服 5 次见效。

功效 补益气血，佐以通乳。适用于气血不足型产后缺乳。

🍲 王不留行瘦肉汤

材料 猪瘦肉 250 克，王不留行 12 克，黄芪 30 克。

制法 以上 3 料洗净，一同放入锅，加清水适量，武火煮沸后，改文火煲 1 ~ 2 小时，调味供用。

服法 佐餐食用。

功效 补气健脾，通乳。适用于血气亏虚型产后缺乳。

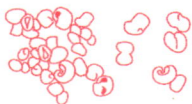

王不留行

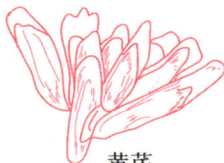

黄芪

🍲 猪蹄当归王不留行汤

材料 猪前蹄 2 只，当归、王不留行各 30 克，通草 10 克，莴苣 20 克，精盐及其他调味品各少许。

制法 猪蹄去毛洗净，用刀划口，当归、王不留行、通草 3 味中药用纱布包好，共入砂锅中，加精盐和水适量，文火炖至猪蹄熟烂脱骨时，取出纱袋，下莴苣片。

服法 吃时放调味品，饮汤，食肉。

功效 通络下乳。适用于产后缺乳。

猪蹄通乳羹

材料 猪蹄 2 只，通草 5 克，生姜、葱、精盐各少许。

制法 将猪蹄刮毛、洗净，和通草一起放入锅内，加水适量，文火清炖 4 小时，再加入精盐、葱、生姜少许。

服法 每日佐餐随量喝汤数次，连吃数日。

功效 补血通乳。适用于气血亏虚型产后缺乳。

高丽参黄精猪蹄汤

材料 高丽参 10 克，黄精 30 克，通草 9 克，花生米 50 克，猪蹄 200 克，大枣 30 克。

制法 将猪蹄洗净，切块；其余用料洗净，大枣去核。将全部用料放入锅内，文火煮 2.5 ～ 3 小时，加精盐调味。

服法 吃人参、花生及猪蹄，饮汤，一天之内服完。

功效 补气养血，佐以通乳。适用于气血亏虚型产后缺乳。

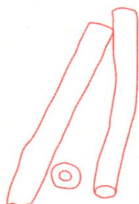

通草

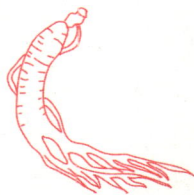

高丽参

金针花豆腐瘦肉汤

材料 猪瘦肉 250 克，金针花 30 克，豆腐 1 块。

制法 金针花用水浸软，洗净；猪瘦肉洗净；豆腐切大块。将金针花、猪瘦肉一起放入锅，加清水适量，武火煮沸后,改文火煲1小时,再放入豆腐煲10分钟左右,调味供用。

服法 饮汤食豆腐、肉。

功效 清热滋阴,通乳。适用于产后缺乳。

保 健 菜 肴

番薯叶炖猪肉

材料 番薯叶180克,五花猪肉250克,调料适量。

制法 将番薯叶洗净,与五花猪肉同煮,煮至肉烂熟后,放入调料即成。

服法 每日2次,空腹吃,连吃半月。

功效 补益气血,增加乳汁。适用于产后气血虚弱所致乳汁不足。

甜酒煮鸡蛋

材料 甜酒酿100克,鸡蛋1个,红糖15克。

制法 将甜酒酿放入锅,加清水1小碗,煮沸约10分钟。鸡蛋去壳,放至酒酿内,煮至刚熟,再加入红糖,煮至糖溶解即可。

服法 当点心一次吃完。

功效 益气活血通乳。适用于气血虚弱型产后缺乳。

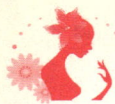

章鱼煲猪蹄

材料　章鱼、花生各30克，猪脚1只（重约400克），蜜枣6枚。

制法　章鱼用温水浸发后洗净，猪脚刮毛、洗净后斩件，文火煲2～3小时，调味供用。把全部用料放入炖盅，加开水适量，炖盅加盖，文火隔水炖2～3小时，调味供用。

服法　佐餐食用，一般服2～3次见效。

功效　补益气血，通乳。适用于气血亏虚型产后缺乳。

猪蹄葱白煮豆腐

材料　猪蹄1只，葱白2段，豆腐60克，黄酒30毫升。

制法　猪蹄、葱白、豆腐、红糖加水适量同煮，用小火煮半个小时，加入黄酒稍煮即成。

服法　佐餐食用。

功效　通乳。适用于乳汁不下。

白玉黄花菜

材料　黄花菜20克，嫩豆腐50克，香菇5朵，食油、盐、味精、黄酒各适量。

制法　黄花菜洗净，用水浸润，摘去花蒂，切成2段；嫩豆腐漂清，切成骨牌大小；香菇浸润后，去蒂切丝。炒锅内放入食油，烧至八成熟时放入葱略爆炒，再放入黄花菜、香菇丝同炒，撒入盐、味精即可起锅。

把锅洗净，武火放入食油少许，待油热改文火，放入嫩豆腐，煎成金黄色，加盐少许，再把先炒好的黄花菜、香菇丝倒入，加水少许，略焖，即可起锅。

服法 佐餐食用。

功效 催乳，利水，美容。适用于气血亏虚型产后缺乳。

药 浴 疗 法

法一

组方 炒麦芽 120 克。

用法 取上药加水 500 毫升，煎煮数沸，洗双侧乳房 20 分钟，再用木梳由周围向乳头轻柔梳理数遍。

法二

组方 猪蹄 2 只，通草、葱白各 6 克。

用法 先将猪蹄洗净煮汤代水，再加通草、大葱白煎汤，滤出药液，待温洗浴双乳，每日 2 次，每剂连用 2～3 日。

法三

组方 通草、路路通各 10 克，漏芦 6 克，大葱适量。

用法 将上药研碎，加水浸泡煎煮，滤去药渣倒入盆内，待温洗浴双乳，每日 2～3 次，每次 20 分钟。

法四

组方 猪蹄 3 只，通草 15 克，王不留行 15 克，穿山甲 15 克，当归 12 克，川木通 10 克，黄芪 10 克，党参 10 克，白术 8 克，桔梗 8 克，柴胡 8 克。

用法 现将猪蹄加水煮烂，取猪蹄汤。中药加水浸泡 30 分钟后，与猪蹄汤混煎 1 小时，取汁趁热熏蒸双侧乳房，待药液降温后，再进行双侧乳房擦洗，每天 2 ~ 3 次，每次 20 分钟，对乳道不通、乳汁运行受阻者，熏蒸前先用淘米水煮沸待温，将乳头放在温热的淘米水中浸泡片刻，再用水慢慢擦洗，若发现乳头中有白丝，将其拉出，并挤出淡黄色液体少许，一般洗后乳汁即可通畅，再进行熏蒸。

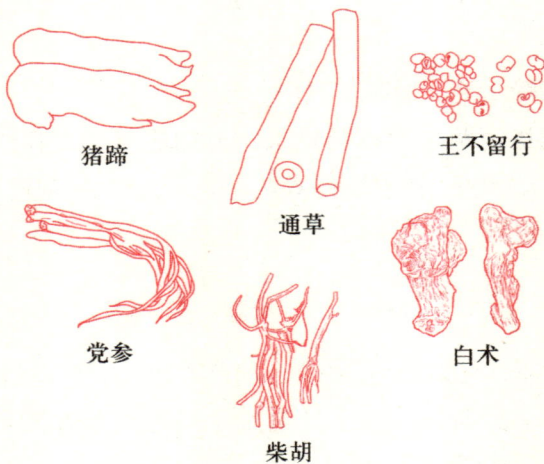

猪蹄

通草

王不留行

党参

柴胡

白术

患 者 须 知

一、病因

本病的发生无外乎虚实两种。虚者，多为身体虚弱，气血生化之源不足；实者，则由肝郁气滞，乳汁运行受阻所致。西医学认为乳汁的分泌与乳腺的发育、胎盘功能及全身状况密切相关。垂体功能低下，或孕期胎盘功能不全，或乳汁开始分泌后精神恐惧、抑郁及营养不良等都会影响乳汁分泌。

二、症状

本病可以分成几种类型，症状如下：

1. 气血亏虚

产后乳少，甚或全无，乳汁清稀，乳房柔软，无胀感。伴面色少华，神疲食少。舌淡，少苔，脉虚细。

2. 肝郁气滞

产后乳汁甚少或全无，乳汁稠，且乳房胀硬而痛。情志抑郁不乐，胸胁胀痛，食欲减退，或有微热。舌质黯红或尖边红，苔薄黄，脉弦细或弦数。

三、诊断

（1）产后排出的乳汁量少，甚或全无，不够喂养婴儿。

（2）乳房检查松软，不胀不痛，挤压乳汁点滴而出，质稀。或乳房丰满、乳腺成块，挤压乳汁疼痛难出，质稠。

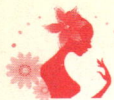

（3）排除因乳头凹陷或乳头皲裂造成的乳汁壅积不通，哺乳困难。

主编提示

产后缺乳应如何预防及调养？

1. 孕期应做好乳头护理。若发现乳头凹陷，要经常把乳头往外拉，并要经常用温水清洗乳头，保持乳头清洁，防治乳头皲裂造成喂养困难。提倡早期哺乳，定时哺乳，促进乳汁的分泌。

2. 注意卧床休息，保证足够的睡眠。

3. 产后 7 天内，每天按摩乳房 2 次，每次 15 ~ 20 分钟。定时喂奶，正确哺乳，一定要做到让婴儿吸紧乳头和吸空一侧乳房后再吸另一侧。

4. 加强产后营养，尤其应多吃富含蛋白质食物和新鲜蔬菜，保证充足的汤水。

产后乳汁自出

　　产妇乳汁不经婴儿吮吸而自然流出者，称为乳汁自出，也称漏乳。由于乳汁为气血所化，其化生储蓄和排泄受脾胃功能和肝疏泄功能影响，如果气虚固摄无权，乳汁会随化随出；或肝火炽盛，疏泄太过，迫乳外溢。

中药方剂

🍲 柴胡清肝汤

材料　柴胡、炒山栀子、炒黄芩各10克，人参、川芎、连翘、桔梗各6克，甘草3克。

制法　上药共加水600毫升左右，将药浸泡20分钟后用武火煮沸，再以文火煎煮40分钟左右，取汁。药渣再加水400毫升，煎法同上。将两次药汁合并。

服法　每日1剂，分2次服。

功效　疏肝解郁清热。适用于产后肝郁气滞乳汁自出。

🍲 柴胡栀子汤

材料　柴胡、山栀子各10克，陈皮6克。

制法　上药共加水600毫升左右，将药浸泡20分钟后用武

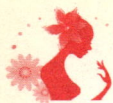
火煮沸，再以文火煎煮 40 分钟左右，取汁。药渣再
加水 400 毫升，煎法同上。将两次药汁合并。

服法 每日 1 剂，分 2 次服。

功效 清肝解郁。适用于产后肝郁化热之乳汁自出。

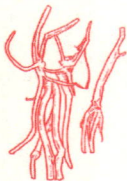
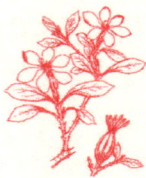
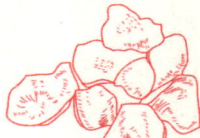

柴胡　　　　山栀子　　　　　陈皮

黄芪防芷汤

材料 生黄芪、防风各 25 克，白芷 10 克。

制法 上药加水适量煎煮，去渣取汁。

服法 每日 1 剂，分 2 次服。

功效 补气摄乳。适用于产后气虚所致乳汁流出不止。

黄芪五味子汤

材料 黄芪 35 克，五味子 10 ~ 15 克。

制法 上药加水适量煎煮，去渣取汁。

服法 每日 1 剂，分 2 次服。

功效 补气固摄。适用于产后气虚所致乳汁自出。

黄芪八珍汤

材料 黄芪、熟地黄、当归、芡实各 15 克，人参、茯苓、白术、
五味子、炙甘草各 10 克，白芍 12 克。

制法 上药共加水 1000 毫升左右，将药浸泡 20 分钟后用武火煮沸，再以文火煎煮 40 分钟左右，取汁。药渣再加水 500 毫升，煎法同上。将两次药汁合并。

服法 每日 1 剂，分 2 次服。

功效 补气益血，固摄敛乳。适用于产后气血虚弱所致乳汁自出，量少清稀。

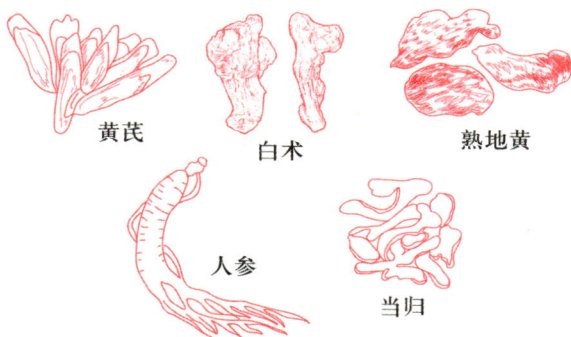

黄芪　　白术　　熟地黄

人参　　当归

炙甘草汤

材料 生地黄 15 克，白芍 12 克，麦冬、阿胶（烊化）、胡麻仁各 10 克，桂枝（后下）6 克，人参（另煎）10 ～ 15 克，炙甘草 5 克，黑枣 10 枚，鲜姜 3 片，陈绍酒 100 毫升。

制法 上药共加水 1000 毫升左右，将药浸泡 20 分钟后用武火煮沸，再以文火煎煮 40 分钟左右，取汁。药渣再加水 500 毫升，煎法同上。将两次药汁合并。

服法 每日 1 剂，分 2 次服。

功效 补气益血，固摄敛乳。适用于产后气血虚弱所致乳

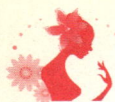

汁自出，量少清稀，乳房柔软，无肿胀压痛，面色少华，神疲乏力，气短懒言，头晕耳鸣，心悸怔忡，皮肤干燥，纳少便溏。

加味逍遥汤

材料 炙甘草、炒当归、酒炒芍药、茯苓、炒白术各 12 克，柴胡、牡丹皮、炒山栀子各 10 克。

制法 上药共加水 1000 毫升左右，将药浸泡 20 分钟后用武火煮沸，再以文火煎煮 40 分钟左右，取汁。药渣再加水 500 毫升，煎法同上。将两次药汁合并。

服法 每日 1 剂，分 2 次服。

功效 疏肝解郁清热。适用于产后肝郁气滞乳汁自出。

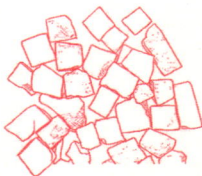

茯苓

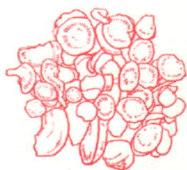

酒炒芍药

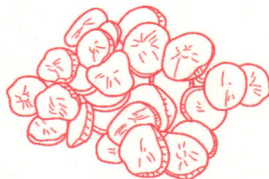

炙甘草

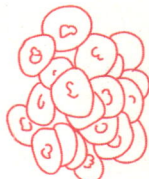

牡丹皮

药 茶

麦皮薄荷茶

材料　大麦芽、青皮、陈皮各6克，薄荷3克，红糖适量。

制法　将青皮、陈皮洗净，切丝；薄荷切段；大麦芽洗净，然后同放入大茶杯中，以沸水冲泡，1小时后入红糖调味。

服法　代茶频饮。

功效　行气解郁。适用于产后肝郁气滞之乳汁自出。

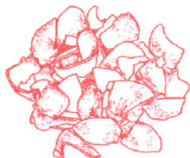　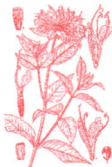　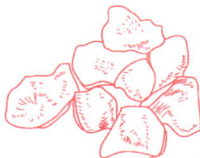

青皮　　　　　　薄荷　　　　　　陈皮

人参茶

材料　红参10克（或党参100克），红糖适量。

制法　将红参（或党参）切片，与红糖一并放入杯内，加沸水浸泡10分钟后即可。

服法　每日1剂，代茶饮。

功效　大补元气。适用于产后气虚所致乳汁自出。

七福茶

材料　熟地黄15克，人参、当归、炒白术、酸枣仁各10克，炙甘草6克，炙远志3克。

制法　上药共加水800毫升左右，将药浸泡20分钟后用武

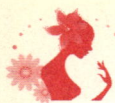

火煮沸，再以文火煎煮 40 分钟左右，取汁。药渣再
加水 400 毫升，煎法同上。将两次药汁合并。

服法 每日 1 剂，分 2 次空腹服。

功效 补气益血固摄。适用于产后气血两虚所致乳汁自出。

药 粥

通肝收乳粥

材料 当归、白芍、白术、麦冬各 9 克，熟地黄 12 克，柴胡、
远志、通草各 6 克，麦芽 30 克，甘草 3 克，粳米 100 克，
红糖适量。

制法 将前 10 味中药加水煎煮，去渣取汁，加入洗净的粳
米煮粥，即成时入红糖调味。

服法 早、晚空腹温热食。

功效 疏肝解郁，养血收乳。适用于产后肝郁气滞所致乳
汁自溢。

滋肾清肝粥

材料 生地黄、山茱萸、山药、麦冬、牡丹皮、栀子、当归、
白芍、柴胡、茯苓各 10 克，甘草 3 克，粳米 100 克，
红糖适量。

制法 将前 11 味中药加水煎煮，去渣取汁，加入洗净的粳
米同煮成粥，调入红糖即可。

服法 早、晚空腹温热食。

功效 滋阴补肾，清肝解郁。适用于阴虚所致乳汁自溢。

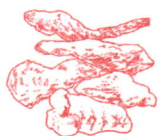

生地黄

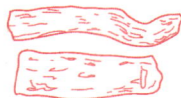

山药

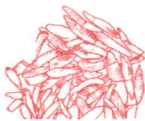

麦冬

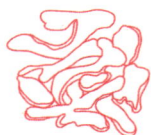

当归

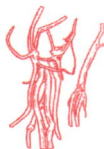

柴胡

🍲 加减逍遥粥

材料 柴胡、牡丹皮、当归、白芍、白术、茯苓、炒栀子、蒲公英各 10 克，甘草 3 克，粳米 100 克，红糖适量。

制法 将前 9 味中药加水煎煮，去渣取汁，加入洗净的粳米同煮成粥，入红糖调味。

服法 早、晚空腹温热食。

功效 疏肝解郁清热。用于产后肝经郁热所致乳汁自溢。

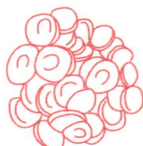

白芍

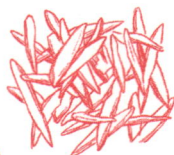

甘草

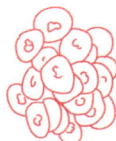

牡丹皮

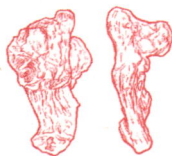

白术

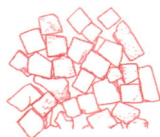

茯苓

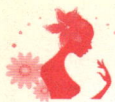

🍲 黄芪补中粥

材料　黄芪 20 克，白术、白芍、桂枝、五味子、当归各 10 克，甘草 3 克，粳米 100 克，红糖适量。

制法　将前 7 味中药加水煎煮，去渣取汁，加入洗净的粳米煮粥，入红糖调味。

服法　早、晚空腹温热食。

功效　益气健脾固摄。适用于产后气虚所致乳汁自出。

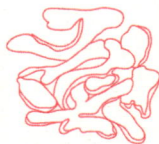
当归

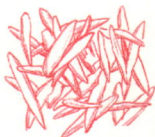
甘草

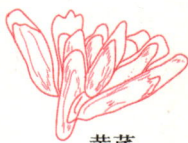
黄芪

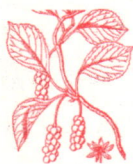
五味子

🍲 益气收乳粥

材料　党参 16 克，黄芪 30 克，当归、白芍、麦冬各 10 克，山茱萸 12 克，甘草 3 克，粳米 100 克，红糖适量。

制法　将前 7 味中药水煎，去渣取汁，加入洗净的粳米煮粥，待粥成时加入红糖调味。

服法　每日 1 剂，分 2 次服食。

功效　补气养血。适用于产后气虚所致乳汁自出。

溢乳粥

材料 党参、黄芪、炒白术、山药、煅龙骨、煅牡蛎各 12 克，茯苓、五味子、香附、干姜、制半夏、陈皮、肉桂各 9 克，甘草 5 克，大枣 3 枚，粳米 100 克，红糖适量。

制法 将前 15 味中药加水煎煮，复煎 1 次。再将 2 次药汁混合后，每次取药汁的一半量，加入洗净的粳米煮粥，粥成时放入红糖调味。

服法 每日 2 次，空腹温热食。

功效 补益气血，固摄敛乳。适用于产后气虚所致乳汁自出。

保健菜肴

黄芪猪蹄汤

材料 猪前蹄 1 只，黄芪、芡实各 30 克，食盐少许。

制法 将猪蹄去毛，洗净，用刀切开，与黄芪、芡实同煮汤，煮至肉烂，加入食盐即可。

服法 饮汤食肉。

功效 补气固摄。适用于产后气虚所致乳汁自出。

黄芪羊排汤

材料 羊排骨 500 克，黄芪、海螵蛸各 30 克，党参、芡实各 20 克，当归 9 克，蒜、姜、食盐、葱、醋各适量。

制法 将羊排骨切块，用热油少许爆香蒜蓉，倒入羊排骨

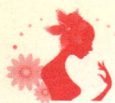

煸炒至干，加醋炒干后，加水适量及姜、葱；再将上5味药用文火焖煮2小时，去药包不用，加入食盐调味。

服法 吃羊肉，喝汤。

功效 补气养血，固摄收乳。适用于产后气虚所致乳汁自出。

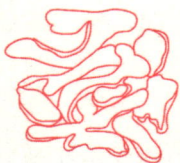

当归

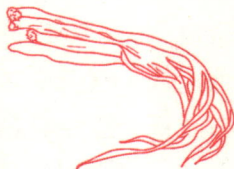

党参

患 者 须 知

一、病因

乳汁自出主要是由于气血虚弱，胃气不固，摄纳无权或肝经郁热，疏泄失常迫乳外溢所致。

二、症状

1.气血虚弱型

素体脾胃虚弱，或饮食所伤，产后乳汁自出，量少，质清稀，乳房柔软，面色无华，气短，舌淡，苔薄，脉细弱。

2.肝经郁热型

素体抑郁，或怒气伤肝，产后乳汁自出，量少，质较浓，乳房胀痛，情志抑郁，或烦躁易怒，便秘溲黄，舌红苔薄黄，脉弦数。

三、诊断

哺乳期内乳汁未经婴儿吮吸或挤压而自然溢出者。

主编提示

应如何预防产后乳汁自出？

1. 加强产后适当锻炼，促进脾胃健运以补气固摄。
2. 保持情绪乐观，心情舒畅。
3. 产后饮食应清淡而富于营养。

产褥期乳腺炎

　　产褥期乳腺炎即急性乳腺炎时乳房的化脓性感染，尤以初产妇多见，常发生于产后第 3～4 周，主要表现为乳房的红、肿、热、痛，局部肿块、脓肿形成，体温升高，白细胞计数增高。

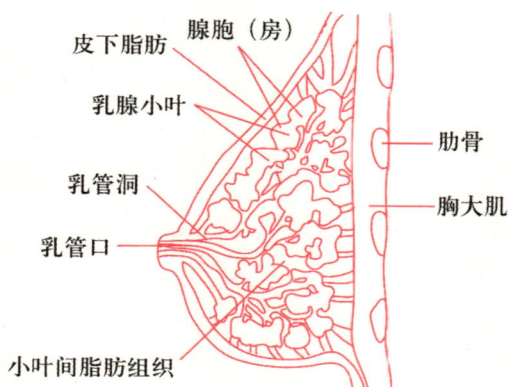

皮下脂肪　腺胞（房）
乳腺小叶
乳管洞
乳管口
小叶间脂肪组织
肋骨
胸大肌

中药方剂

🍲 生虾壳散

材料　生虾壳适量。

制法　将生虾壳焙干，研细末备用。

服法　每日早、晚温开水冲服 15 克。

功效 调理气血，兼清余热。适用于乳痈红肿已溃。

柴胡全蝎散

材料 全蝎 3 克，柴胡 9 克。

制法 全蝎研末，柴胡煎水。

服法 每日 1 次，柴胡汤冲服全蝎末。

功效 疏肝理气，散结。适用于产后乳腺炎初期。

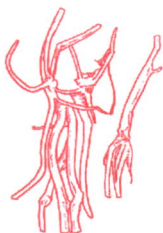
柴胡

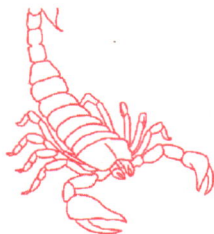
蝎子

白芷散

材料 乳香、没药（各去油）、白芷、浙贝母、当归身各等份。

制法 将上药研为细末。

服法 每次 15 克，陈酒调服。

功效 活血散结，消肿止痛。适用于产褥期急性乳腺炎。

药 茶

加减仙方活命饮

材料 当归、炮穿山甲、制乳香、没药、柴胡、生甘草各 6 克，

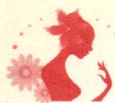
皂角刺 10 克, 天花粉 10 克, 金银花、连翘各 15 克, 陈皮、白芷各 5 克。

制法 上药共加水 1000 毫升左右, 将药浸泡 20 分钟后用武火煮沸, 再以文火煎煮 40 分钟左右, 取汁。药渣再加水 500 毫升, 煎法同上。将两次药汁合并。

服法 每日 1 剂, 分 2 次服。

功效 清热解毒, 活血消痈。适用于乳痈将化脓者。

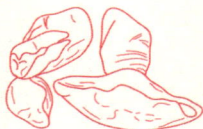
炮穿山甲

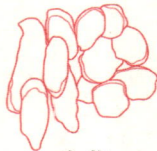
白芷

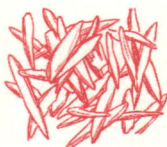
生甘草

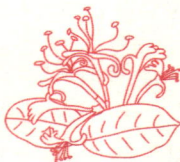
金银花

蒲公英汤

材料 蒲公英 100 ~ 200 克。

制法 上药加水适量煎煮, 去渣取汁。

服法 每日 1 剂, 分 2 次服。

功效 清热解毒。适用于产后乳腺炎初期。

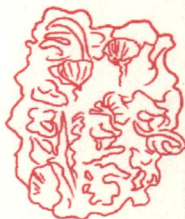
蒲公英

瓜蒌汤

材料 瓜蒌皮、仁各 15 克, 生甘草、乳香、没药、青皮、白芷各 3 克，当归、金银花各 9 克，蒲公英 24 克，红花 6 克。

制法 上药共加水 800 毫升左右，将药浸泡 20 分钟后用武火煮沸，再以文火煎煮 40 分钟左右，取汁。药渣再加水 400 毫升，煎法同上。将两次药汁合并。

服法 每日 1 剂，分 2 次服。

功效 清热解毒，消肿散结。适用于乳腺炎初期。

全瓜蒌汤

材料 全瓜蒌（150 ~ 200 克）1 个。

制法 上药加水适量煎煮，去渣取汁。

服法 每日 1 剂，分 2 次服。

功效 清热解毒。适用于产后乳腺炎初期。

陈皮公英汤

材料 青皮、陈皮、麦芽各 20 克，蒲公英 50 克，炮穿山甲、皂角刺各 15 克。

制法 上药加水适量煎煮，去渣取汁。

服法 每日 1 剂，分 2 次服。

功效 清热解毒，托里透脓。适用于产褥期乳腺炎酿脓期。

银花甘草汤

材料 大皂角刺 20 克，金银花 25 克，生甘草 15 克。

制法 上药加水适量煎煮，去渣取汁。

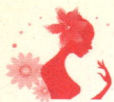

服法　每日 1 剂，分 2 次服。

功效　清热解毒，托里透脓。适用于产褥期乳腺炎酿脓期。

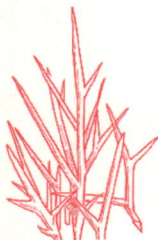　　　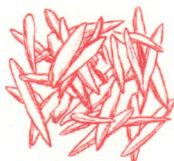　　　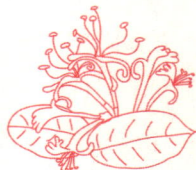

大皂角刺　　　　　生甘草　　　　　　金银花

黄芪银花汤

材料　蜜炙黄芪 20 克，金银花、当归各 15 克，甘草 5 克。

制法　上药加水适量煎煮，去渣取汁。

服法　每日 1 剂，分 2 次服。

功效　调理气血，兼清余热。适用于乳痈红肿已溃。

生肌四君汤

材料　南沙参 30 克，白术 12 克，甘草 3 克，云茯苓、当归、夏枯草各 15 克，生黄芪 24 克。

制法　上药共加水 1000 毫升左右，将药浸泡 20 分钟后用武火煮沸，再以文火煎煮 40 分钟左右，取汁。药渣再加水 500 毫升，煎法同上。将两次药汁合并。

服法　每日 1 剂，分 2 次服。

功效　健脾益胃，生肌收口。适用于乳痈溃后及疮疡溃后脓尽时。

药 粥

蒲金粥

材料 蒲公英60克，紫花地丁、金银花各30克，粳米50～100克，白糖适量。

制法 加水煎前3味，去渣取汁，加入洗净的粳米煮粥，粥成时入白糖调味。

服法 温热服食。每日2～3次，5～10日为1个疗程。

功效 清热解毒。适用于产后急性乳腺炎初期红肿热痛者。

瓜蒌牛蒡粥

材料 金银花、瓜蒌各15克，天花粉、黄芩、青皮、陈皮、连翘、山栀子、牛蒡子各10克，柴胡6克，赤芍12克，粳米100克，白糖适量。

制法 将前11味中药加水煎煮，去渣取汁，加入洗净的粳米煮成稀粥，粥将成时调入白糖，稍煮即可。

服法 每日早、晚空腹温热食。

功效 疏肝清热，通乳消肿。适用于产褥期乳腺炎初期，乳房肿胀疼痛者。

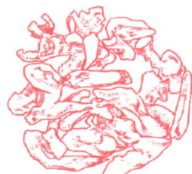

黄芩

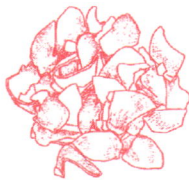

青皮

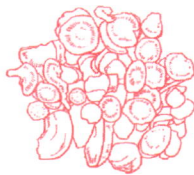

赤芍

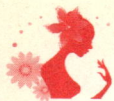

加味通脉粥

材料 炙穿山甲片、白芷、生大黄各9克，木香、乳香、没药各6克，生黄芪15克，粳米100克，白糖适量。

制法 将前7味中药加水煎煮，去渣取汁，再加入洗净的粳米煮成稀粥，调入白糖后即成。

服法 早、晚温热食。

功效 化瘀通络托脓。适用于产褥期乳腺酿脓期。

托里粥

材料 金银花12克，当归、生大黄、天花粉、黄芩、赤芍、皂角刺各9克，牡蛎30克，玄明粉（后下）9克，粳米100克，白糖适量。

制法 先将前8味中药加水煎煮，去渣取汁，加入洗净的粳米煮成稀粥，粥成后调入玄明粉和白糖，稍煮即成。

服法 早、晚温热食。

功效 活血化瘀，通络托脓。适用于产褥期乳腺炎酿脓期。

仙方活命粥

材料 川芎、白芷各5克，贝母、防风、甘草、皂角刺、陈皮、没药各6克，金银花30克，天花粉、穿山甲、当归尾、赤芍各15克，黄芪12克，粳米100克，白糖适量。

制法 将前14味中药加水煎煮，去渣取汁，再加入洗净的粳米煮成稀粥，调入白糖即成。

服法 早、晚温热食。

功效　清热解毒，托里排毒。适用于产褥期乳腺炎酿脓期。

内托粥

材料　黄芪、党参各15克，天花粉、玄参、金银花、蒲公英、薏苡仁各10克，甘草6克，当归20克，粳米100克，红糖适量。

制法　将前9味中药加水煎煮，去渣取汁，加入洗净的粳米煮成稀粥，调入红糖即成。

服法　早、晚空腹温热食。

功效　调理气血，兼清余热。适用于乳腺炎溃脓期，脓出不畅，久不收口等。

保健菜肴

花粉黄芪鸡

材料　黄芪15克，天花粉、升麻各9克，鸡1只，食盐、姜各适量。

制法　将鸡去毛及内脏洗净，将升麻、天花粉、黄芪纳入鸡腹内，加水及食盐、生姜，炖熟至烂，去药渣不用。

服法　食肉饮汤，分2～3日食完。

功效　补益气血，托毒排脓。适用于乳腺炎破溃后脓出过多，气血两虚。

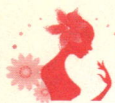

🍲 三草红糖蛋

材料 夏枯草、蒲公英各 15 克，益母草 20 克，鸡蛋 2 个，红糖 50 克。

制法 将夏枯草、蒲公英、益母草装入纱布袋内，扎紧口，置于砂锅内，加清水适量，武火煮沸，打入鸡蛋，加红糖，改文火煨 60 分钟，蛋倒入大碗中。

服法 吃蛋饮汤，每日早、晚各 1 次。

功效 清热解毒，化瘀消肿。适用于产褥期急性乳腺炎。

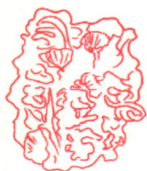 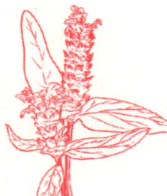 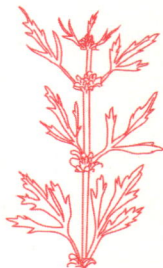

蒲公英　　　　夏枯草　　　　益母草

🍲 公英虾肉

材料 虾肉 25 克，蒲公英、白芍各 15 克。

制法 将白芍、蒲公英洗净，与虾肉同放入锅中，加水适量煮汤。

服法 食虾肉饮汤，每日 1 剂，分 2 次服。

功效 调补气血，兼清余热。适用于乳腺炎溃脓期气血亏虚型。

药浴疗法

法一

组方 蒲公英30克，忍冬藤60克。

用法 将上药加水1升，浸泡煎煮20分钟，滤去药渣，得药0.5升。趁热用纱布蘸取药液敷洗乳房患处，每日2次，每次30分钟。

法二

组方 金银花、紫花地丁、大风子、泽兰各30克，蒲公英20克，苦参、黄柏、连翘、丹皮、大黄、黑豆、荆芥、防风、白鲜皮、杏仁、甘草各10克。

用法 将上药研碎，加水浸泡煎煮20分钟，其中大黄后下，滤去药渣，药液倒入盆内趁热熏洗乳房患处，每日1～2次。

紫花地丁　　蒲公英　　苦参

黄柏　　杏仁

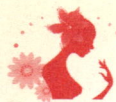

法三

组方 蒲公英、紫花地丁、赤小豆各 30 克。

用法 将上药研碎，加水浸泡煎煮 20 分钟，滤取药汁，倒入盆内，敷洗乳房患处。每日 2 次，每次 20 分钟。

法四

组方 葱白适量。

用法 将葱白切碎，放入适量开水，趁热先熏患侧乳房，温热不烫皮肤时洗浴。每日 3 ～ 5 次，每次 20 分钟。

患者须知

一、病因

1. 乳头皲裂

通常是由于哺乳姿势不当，婴儿未将乳头及大部分乳晕含吮在口内或固定于一侧的哺乳时间过长所致。发生皲裂后婴儿吸吮引起母亲剧烈疼痛，不能充分哺乳，乳房不易排空，乳汁易淤积。

2. 乳腺管阻塞

常见于继发性的乳汁淤积，不完全排空乳房、不规律性经常哺乳和乳房局部受压是其主要原因。乳汁淤积也多见于乳头发育不良者影响了哺乳的进行。

初产妇哺乳无经验，乳汁多，婴儿往往无法把乳汁吸尽，致使有多余的乳汁淤积在腺小叶中，导致细菌生长繁殖。

初产妇的乳汁中含有比较多的脱落上皮细胞，容易引起乳腺管的堵塞，使乳汁淤积加重。乳汁的淤积也常促使急性炎症发生。

二、症状

1. 淤积性乳腺炎

发生在产褥初期（常在产后 1 周左右）。患者感双乳不同程度的胀痛，体温偏高（38.5℃左右）。检查乳房胀满，表面微红（充血），压痛，但排出乳汁后症状多能消失。

2. 化脓性乳腺炎

（1）炎症扩散到表浅淋巴管，生成丹毒样淋巴管炎。患者突发高热，往往伴有寒战，乳房触痛，局部皮肤出现红点或红线，为此型特征。

（2）炎症只在乳晕部结缔组织，形成乳晕下脓肿。

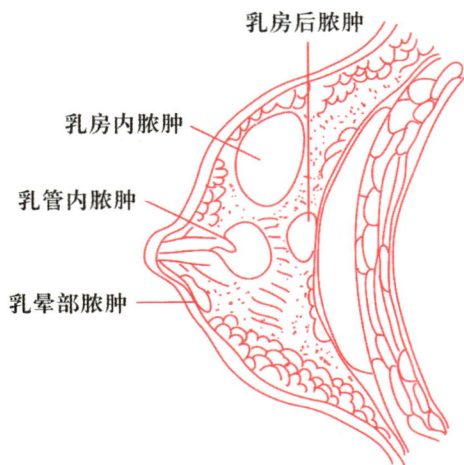

乳房后脓肿

乳房内脓肿

乳管内脓肿

乳晕部脓肿

乳房脓肿的位置

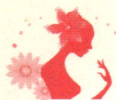

（3）感染沿着淋巴管扩散到乳腺间质内，可自表面到基底，横贯乳房组织。此种脓肿可仅在单一乳腺小叶，亦可扩散至大部乳腺。

（4）感染迅速扩散，深达位于乳房基底部和胸大肌之间的乳房后疏松结缔组织，形成乳房后脓肿。

三、诊断

炎症或脓肿所在部位，均表现红肿和压痛。脓肿部按之有波动感，必要时可行试验穿刺，抽出脓液做细菌学检查，并做药物敏感试验，用作选择抗生素时的参考。

主编提示

产褥期乳腺炎应如何预防及调养？

1.妊娠5个月后，经常用温水或75%酒精擦洗乳头；孕妇有乳头内陷者，应经常挤捏提拉矫正，可用小酒杯叩吸。

2.产后预防乳痛，关键是避免乳汁淤积，应指导产妇合理哺乳，养成定时哺乳的习惯，保持乳汁排出通畅；乳汁过多时，可用吸乳器将乳汁吸尽排空。

3.防止乳头损伤，经常保持乳头清洁卫生，随时更换内衣和乳罩，注意观察婴儿口腔有无感染，同时，应保持情怀舒畅，饮食有节。

4.乳母应保持精神舒畅，避免情绪过度激动，断乳时应逐渐减少哺乳次数，然后再行断乳。